AIによる
「ヘルスケアの見える化」で
ストレスの実態が
見えてくる

宮崎義則
Miyazaki Yoshinori

風詠社

まえがき

ストレスに取りつかれると、混沌としたもやの中にいるようで、自分を失ってしまう。この呪縛から逃れることは困難なことが多々ある。ストレスは、見えるものではなく、流動的であるため捉えどころがない。ストレスが得体の知れない、怪物のように思える。そのため、ストレスを遠ざけ、忌み嫌う人は多い。あまりストレスのことを知りたいとは思わない。避ける思いが心の底にある。そうやって、人々は古来よりストレスに対し不毛の対応をしてきた。ストレスに対する対応は、今も昔も多くは変わらない。近年ストレスに対する関心は大きくなっている。

しかし、ストレスのメカニズムは解明されていても、「ストレスはヘルスケアで解決するか、どうしようもないもの」と受け止められている。一度、ストレスとは何かということについて考え直す必要がある。日常の不可解なことでも、ストレスを解明することで見えてくることがある。

ストレスに関する多くの書籍があるが、現実レベルで、ストレスにどう対処するかの科学的な説明は少ない。説明はあっても現実的なものは少ない。それは、ストレスに対する反応に個人差があること、また、主観的ストレス論が主流であることが考えられる。そのため、科学的な裏付けのないまま今日に至っている。

本書では、ヘルスケアの見える化を行い、科学的エビデンスに基づき、日常生活に則した形で、ストレスの疑問の解明を試みている。多くのもやもやは、解消されることと思う。眼科的立場を考慮しながらヘルスケアの理想像を述べてみた。

令和2年11月吉日

筆者

目次

第1章　ストレスを一度、愛してみよう。

「ストレスを一度、愛してみる」ことでストレスと向かい合い、見えてくるものがある。「ものを知るには、これを愛さねばならない。ものを愛するには、これを知らねばならない。」というのは、哲学者、西田幾多郎の言葉である。多くの人は、〝ストレス〟を忌み嫌うため、〝ストレス〟のことが理解できていないようで、できていないことがある。それゆえ一度〝ストレスを愛してみよう！〟、そうすれば、ストレスをよりよく知ることになるであろう。当然、〝ストレスを愛する〟ということは、「他人にストレスを与える」ことを意味しない。「ストレスは自分と共にある」ことを意味する。

１９５２年、生理学者のセリエが、「ストレスとは、外的要因が働き、内的要因に変化をもたらすものである。」としている。この定義にしたがえば、以下のＡ～Ｆはすべてこの要因を満たしている。

（Ａ）「不快にさせるもの」はすべてストレスである。
（Ｂ）「ストレスホルモンの上昇」しているものがストレスである。
（Ｃ）「心拍数上昇、血圧上昇」などが見られるものがストレスである。
（Ｄ）心拍変動分析装置による、「ＬＦ／ＨＦの上昇」がストレスである。

（Ｅ）酸化ストレスによる「酸化化合物の上昇」しているものがストレスである。

（Ｆ）リスクマーカー（ＧＲＭ）法により、「ＨＲＶ１またはＨＲＶ２が適正値より上昇」しているものがストレスである。

（Ｇ）その他

もしも、あなたが色々な局面で〝ストレスである〟と判断する場合、その理由として、あなたは以下の６つの選択肢で、どれを選択しますか？
一、主観的感情論…「主観的にストレスと思えばストレスである」という判断
二、ストレスホルモン論…ストレスホルモンの測定により、ストレスを評価する
三、交感神経論…血圧、脈拍数、発汗等により、ストレスを評価する
四、自律神経バランス論…交感神経／副交感神経比（ＬＦ／ＨＦ）で評価する
五、酸化ストレス論…活性酸素量を酸化化合物で評価する
六、その他の方法
（注）その他、ストレス酸性物質の測定、リンパ球の割合などがある。しかし、いずれもストレスの存在は指摘できても、改善度を評価するためには不十分である。「リアルタイムで非侵襲《しんしゅう》的に測定が可能であり、さらに、刹那的評価ではなく、定常的評価が必要である」ことが望ましい。

以前、私は前述の６つの選択肢のうちどれを選択しますかというアンケートを幾つかの集会場所で行ったことがある。その回答は、実にユニークであった。選択はばらばらであったり、極端に1つに集中していたりした。職場や、職種で大きく異なることが分かった。そうしたことから、言えることは、一般ではストレスに対する概念や根拠が組織や個人において多種多様であるということである。言い換えれば、選択肢の中にすべての人を満足させる選択肢が無いことも考えられる。

従って、科学的根拠に基づき、即応性があり、分かりやすい検査システムに基づいた日常的に利用し易い〝ストレス評価の共通概念〟が必要である。

第２章　ストレスに対する共通概念の必要性

一、共通概念の必要性の根拠

〝ストレス〟というと、様々な職業や、個人的見解でそれぞれの人でその〝概念〟は異なり、ストレスの概念は一定しないと考えられる。ストレスの概念をあえて一定にする必要はないのかも知れないが、他方で、社会的に評価するには、その目的に適い共有された概念が必要である。でなければ、あらゆる点で衝突を招く。

二、ストレスを評価するとは？

ストレスを評価するには２つの問題をクリアーしなければならない。

①「ストレスと判断する時の根拠は何ですか？」という質問では、「ストレスと思ったらストレスです」という考えが最も多い。これは、ある人には正しいかも知れないが、他のある人にとっては単なるわがままかも知れない。ストレスの見分け方は、主観的になり易い。

②通常語られているストレスは、現在生じているものと、蓄積しているものの総和を意味する。一般には、２つが一緒にして語られている。朝起きるのがストレスだという人の中には、蓄積ストレスの軽い人では、「わがまま」であるが、蓄積ストレスの強い人では、真のストレスである。他方、蓄積ストレスとして、血管に蓄積したストレス化合物の量でストレスの程度を語る人もいるが、どこに蓄積し、そのためどの程度の負担が生体に生じているかは不明である。蓄積量と生体機能が比例するとは限らないことが多い。私の主張は、自律神経機能評価である。ストレス蓄積の結果、生体に障害を引き起こさせている最終的、かつ実際の機能低下を評価する必要性を主張している。蓄積が多ければ機能低下も多いであろうというものではない。蓄積の影響を受けた生体の機能低下レベルが、疾患の進行レベルと比例するというものである。

三、ストレスの基本

そもそも、ストレスというのは、ストレッサーがありそれに生体が反応して様々な生体変化を生じる現象のことを指している。したがって、ストレッサーが無く、生体反応が生じなければストレスは無いということになる。環境因子（公害物質、騒音など）もストレスの原因になるが、寝起きの悪い人や不規則な生活の人にとっては、起きることや規則正しい生活が〝ストレス〟になるかも知れない。通常このことはストレスに含めない。しかし、検査上ストレス負荷で影響を受け変化するパターンと不規則な生活をしている人の受ける負荷パターンが似ているときがある。このことは考慮の余地がある。多方面を考慮して、ストレスに対する個人的感想ではなく、正当な評価とはどういうものかを考える必要がある。図１は様々な、ストレッサーが目に与える影響を模式図で示したものである。このように、ストレスの反応は複雑で、生体内相互に様々な影響を与えている。

さらに、これらのストレスが、細胞にどのように働いているかを図２に示す。ストレス対策としては、ストレッサーの予防と、ストレスで生じる生体内の悪い変化を抑える必要がある。悪い変化を抑えるには抗酸化物質の摂取は優れた方法の１つである。抗酸化物質には、グルタチオン、還元型CoQ10、ビタミンE（α体）、緑茶カテキン、メラトニン（松果体分泌ホルモン体内時計）、リポ酸ポリフェノール、アスタキサンチン、ビタミンC、リコピン、ルテイン、β－カロチン、その他などがある。他方、その効果を評価することも重要であるが、試験管の中や実験

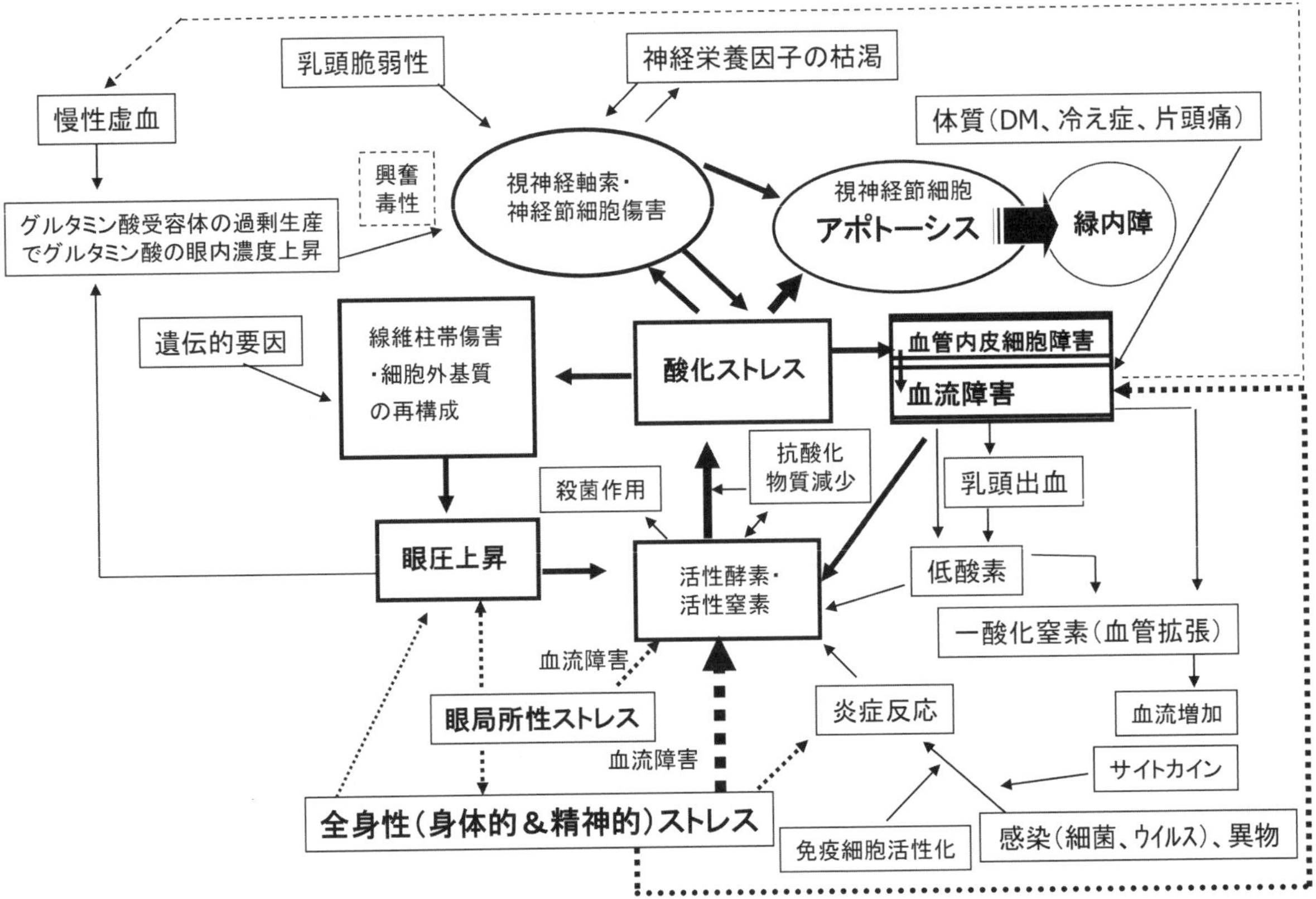

図 1. 緑内障に関連するストレス因子

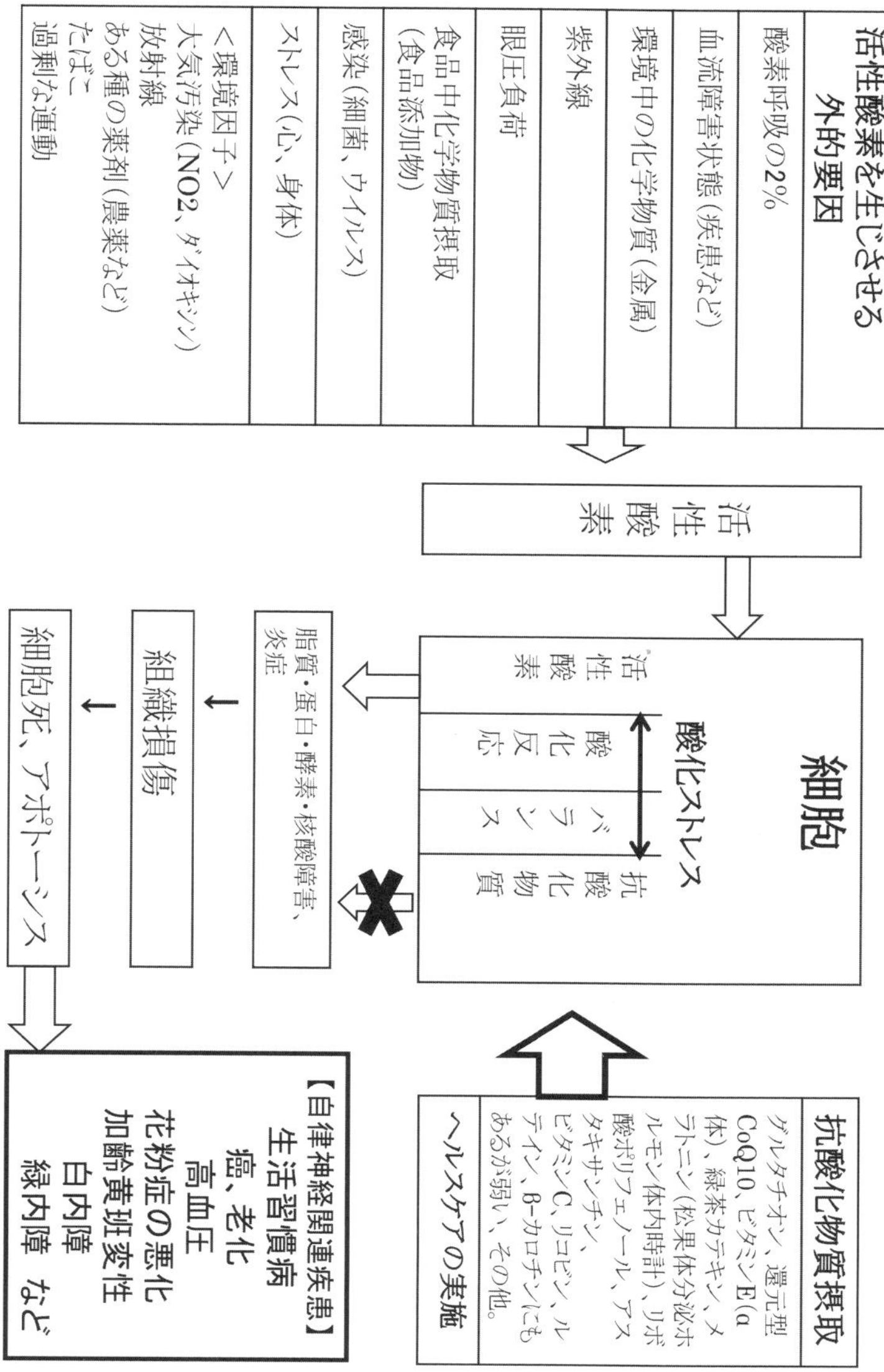

図２．活性酸素による疾患発症に対する予防

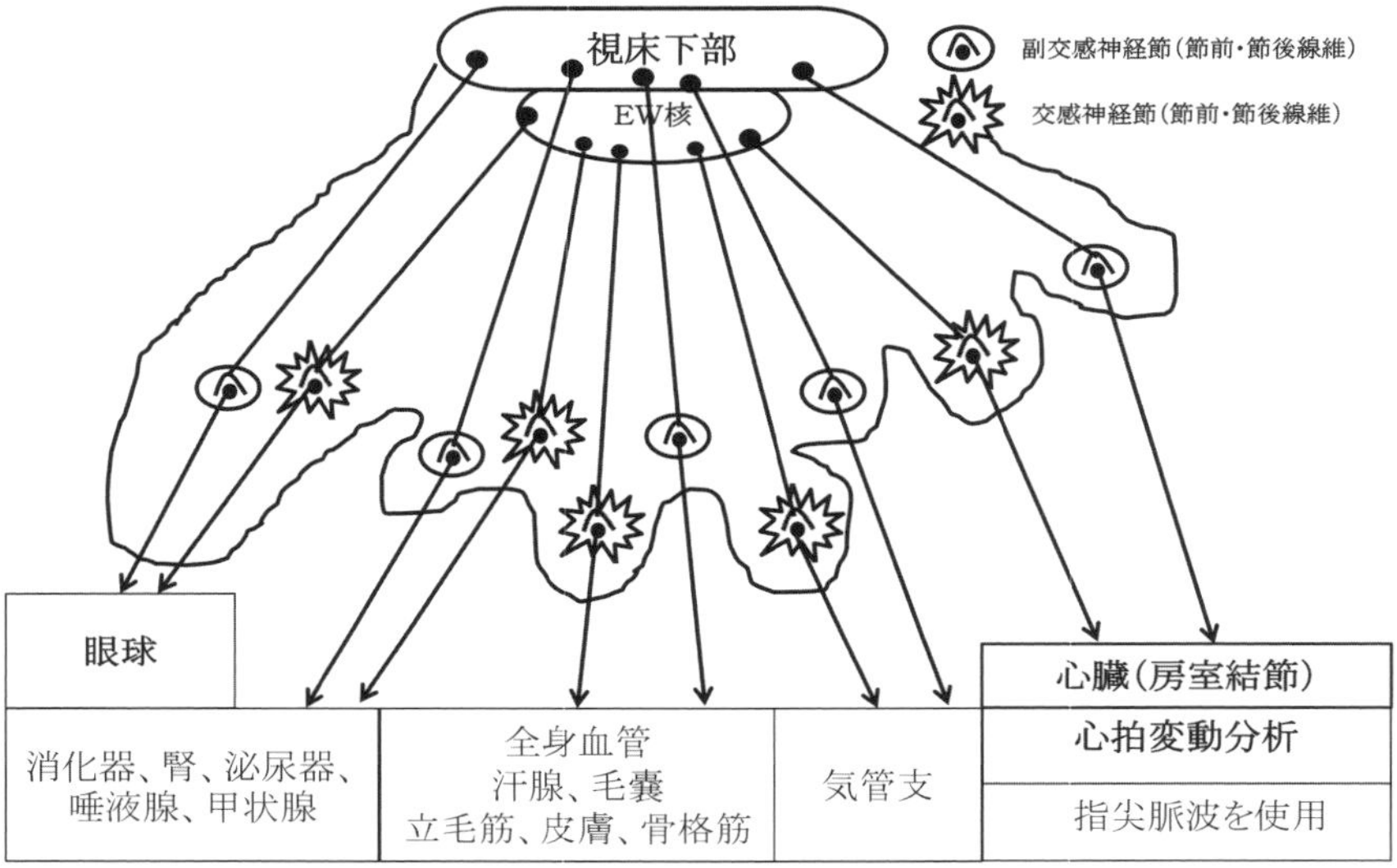

図3. 自律神経による全身管理と指標

室の中、または局所的組織の中だけの評価では、現実的かつ長期的にどれだけの意味を持つかは不明である。現実レベルで評価できる指標が必要である。

そのためには、感度がよく、トータル的に生体変化を捉えることができれば、有用性が高い。その1つの方法として、自律神経機能の評価がある。自律神経の分布は、全身に張り巡らされていて、全身と局所は相互に影響し合っているので、生理学的にうまく利用できれば非常に良い方法になる。しかし、自律神経評価から詳細な情報を得るためには、幾つかの困難が予想される。そのため、今日まで、有用な実用レベルにまで至っていない。そこで、図3のように、自律神経の変化を捉えることで、その新しい評価を試みた。

第３章　本文で考えるストレスの概念

ストレスの原因をストレッサーという。ストレッサーには、物理的（寒冷、騒音、放射線）、化学的（酸素、薬物）、生物的（炎症、感染）、心理的（怒り、不安）がある。ストレスは外的要因であるストレッサーにより内的要因に変化がもたらされる。この現象は多くの人が理解していて、詳細についても研究は尽くされている。しかし、ストレスは個人差があり、無形流動的であり、検査は間接的結果であるため、視覚的に捉えることができない。

一般的に、ストレスに対する評価はいろいろである。「ストレスと感じたらそれはストレスである」とよく耳にする。このことは、否定はしないが、世の中を混乱させている。被害者が過剰に主張しても認めることになる。「他人には分からない」という理論は迷惑な話である。これは、個人的権利の否定を意味しているのではない。生命・共同体・人生にとって、どの様な意義があるかを評価する必要がある。客観的データが必要である。これまでこうしたことを測定する装置が幾つか出された。しかし、一時的かつ間接的な現象を測定してしまうため、その意義についての評価は、確立していない。この度の本装置は「ストレスがもとで、病気に関連してくるレベルに達していることがどの程度あるかを測定することで、ストレスの度合いを評価している点がこれまでと異なる。逆に、疾患に発展しないレベルのストレスの評価はしないが、関与することも可能である。」という立場である。

世の中では、些細なことでも「ストレス」といえばストレスとしている。ただ、こうしたことも積もり積もれば真の「ストレス」に発展する可能性もあるが、消滅したり、逆にストレスに対する抵抗力を強くさせたりすることもある。したがって、無視はできないが、経時的評価は必要である。本文でのストレス論は、〝一般〟での「ストレス」と、相反する理論ではなく、意義が異なるものである。存在理由を明らかにするためのものである。

この新しい方法は、眼疾患の進行と自律神経機能の変化を対応させたものである。この結果から、自律神経機能の悪化指標を新たに創設し、自律神経機能評価より疾患の病態に対する発症・増悪リスクとして逆評価することに成功している。要約すれば、自律神経評価で、適正範囲であれば、ストレスは適正範囲であり、機能減弱であれば、活性化を必要とし、上昇であれば抑制が望ましいという判断が可能になったことである。

第4章　本文で考えるストレス解明のための研究のあゆみ

一、研究開発との出会いと出発点

ストレスは主観的に考えられ易い。しかし、主観的判断では解決できないことがある。ストレスの視覚化により、「ストレス」の実態が理解し易くなる。この「見える化」の第一歩として、以下の実験データを得た。

①「ストレスにより眼圧は上昇するのか？」という疑問をどう解決するか。

多くの医学書でストレスが、多くの疾患の進行を速めたり、疾患を引き起こす原因になったりすることは、疾患のリスク要因として挙げられている。そして、ストレスの機序・病態も明らかにされている。しかし、それは結果であり、その過程は不明な点が多い。したがって、日常生活でどのような指標に基づいて、どのように対処するかについては漠然としている。解決できないままである。解決のためには、即応性があり、簡潔で、頻回測定が可能で、患者負担の少ない指標が必要であるが、現在臨床的にこれに匹敵する有用な指標は無い。このことは、数十年以上前から進化していない。私は眼科医であり、眼球にどのような影響が懸念されるのか数十年前から関心があった。当時、緑内障の患者を多く扱っていた私は、家兎を使って拘束負荷が目に与える影響の研究を始めた。影響の対象として眼圧に着目した。その研究で、図４のようにストレス（拘束負荷）により家兎の眼圧は上昇することを確認した。図４は、拘束負荷直後から２時間の眼圧推移で、コントロールとの比較である。図５は拘束負荷＋水分負荷である。このエビデンスに近い研究は既に、過去の文献で存在する。しかし、手法は異なり、個体差の少ない対象で、限定した条件差により個体差が出現したという意義は大きい。それに並行してホルモン値を測定している（図６）。眼圧の上昇とともにコルチゾールホルモン値も上昇している。ストレス変化と

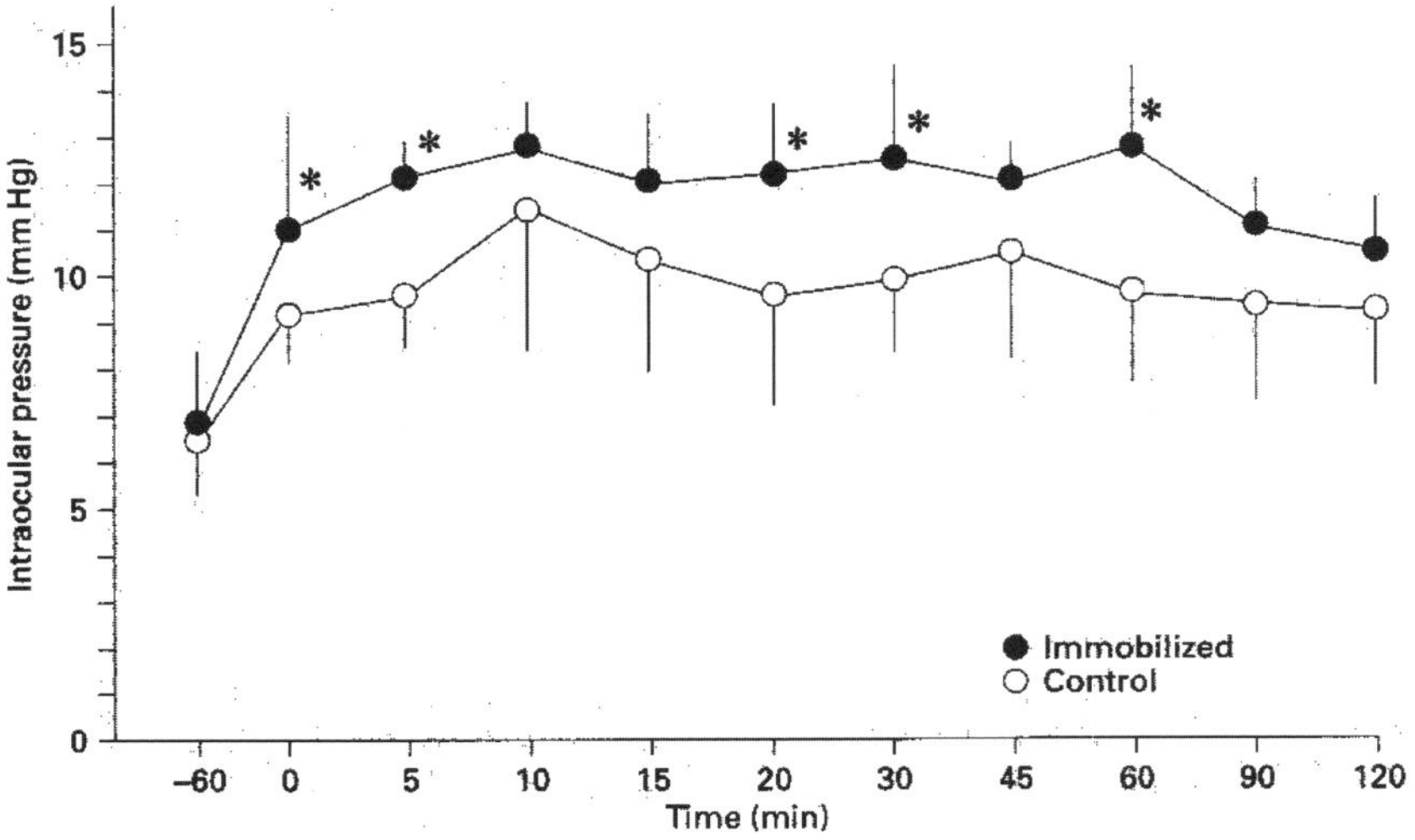

図 4. 拘束負荷後眼圧推移

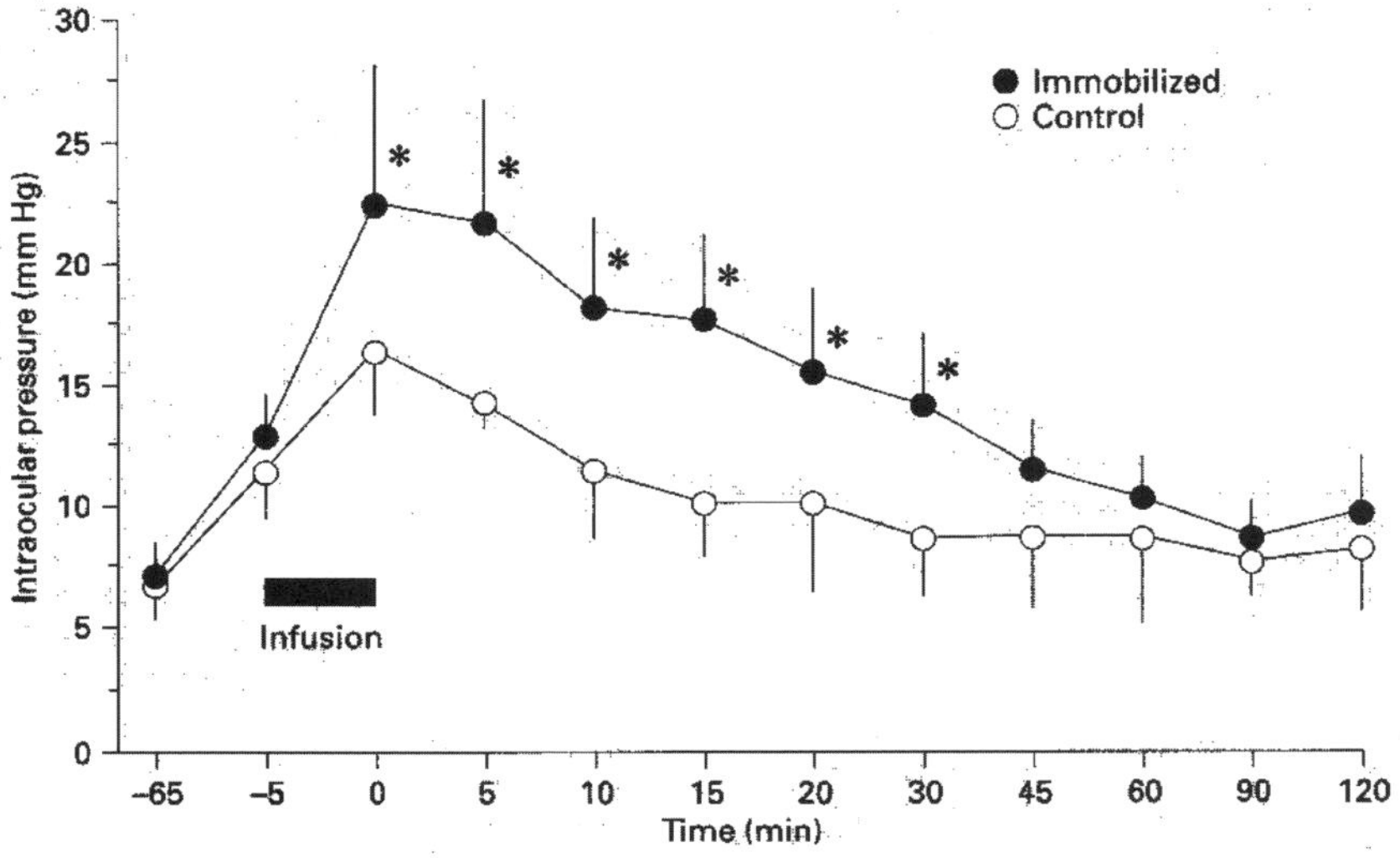

図 5. 拘束＋水負荷後眼圧変化

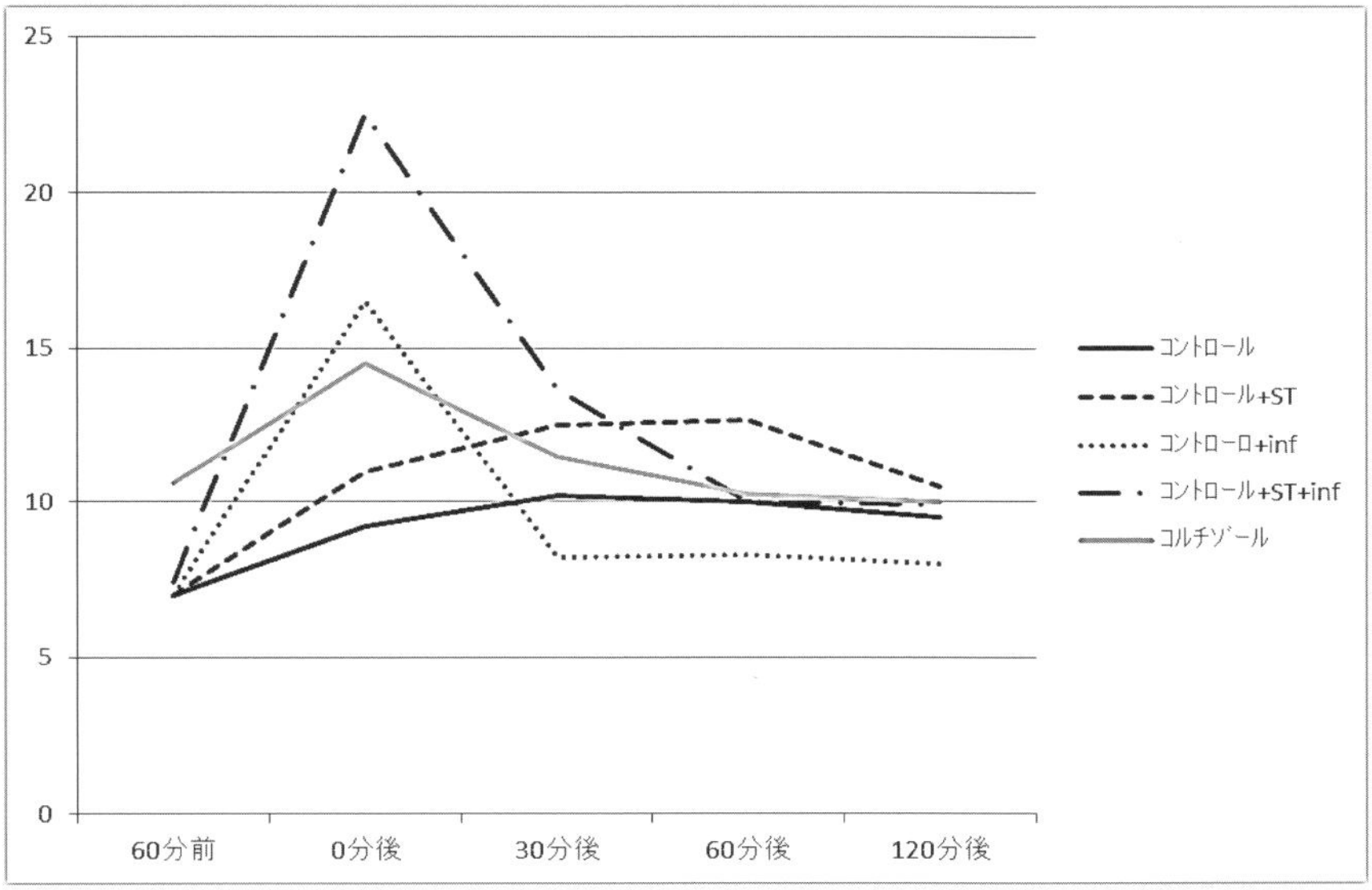

図６．眼圧とホルモン推移の比較

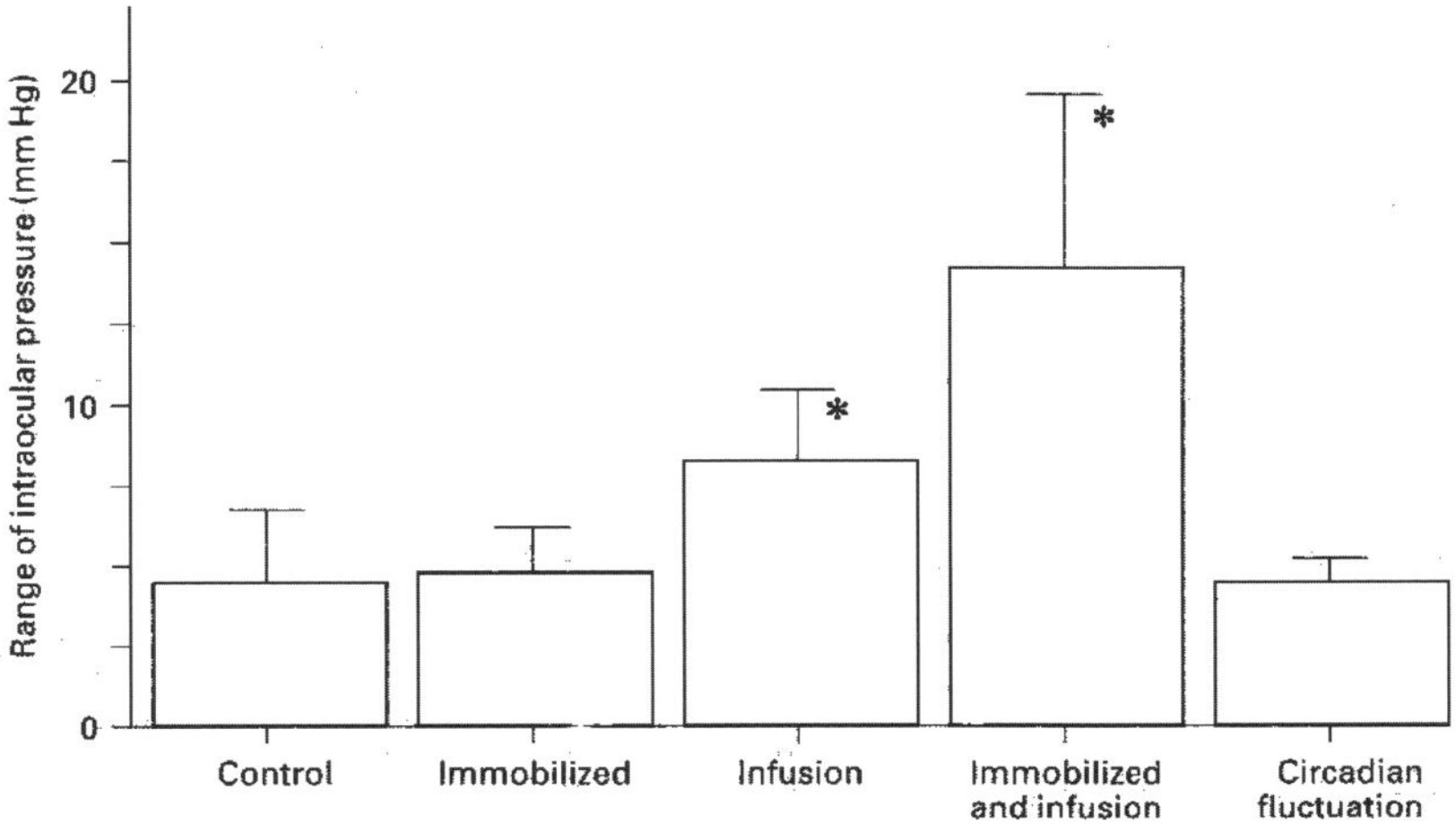

図７．眼圧変動幅の比較

ともに眼圧が上昇していることを示している。図7は、ストレス負荷で眼圧変動幅も大きくなっていることを示している。大きい変動幅は、緑内障の進行に関与する。

②星状神経節近赤外線照射は、交感神経を刺激し負荷を取り除く効果がある。

図8は、サーモグラフィーでの顔表面の温度分布を示し、左側が星状神経節近赤外線照射前、右側が後を示す。照射後に顔面の濃淡が濃くなっている。このことは、顔面の表面温度が上昇していることを示している。

すなわち、緊張緩和で血流が良くなっていることを示している。さらに、図9に、眼精疲労、黄斑疾患、緑内障に対した星状神経節近赤外線照射前後のLF/HF比値の正常率を比較している。すべての疾患で改善している。（注：LF/HF比値は負荷レベルを示す。2以上を上昇異常値とした。）

二、研究の流れと進化

一般的な〝ストレス〟概念と異なる〝独自性〟を有する概念は新知見が加わることで発生する。眼科独自のMDスロープ（経時的視野の進行度変化を見ることで、病気の進行速度が分かる）を調べ（図10）、自律神経の悪化レベルを示すパラメータGRMと比較すると、両者が相関関係にあることが分かる（図11）。この独自の指標となるGRMデータで対象を評価処理することで、

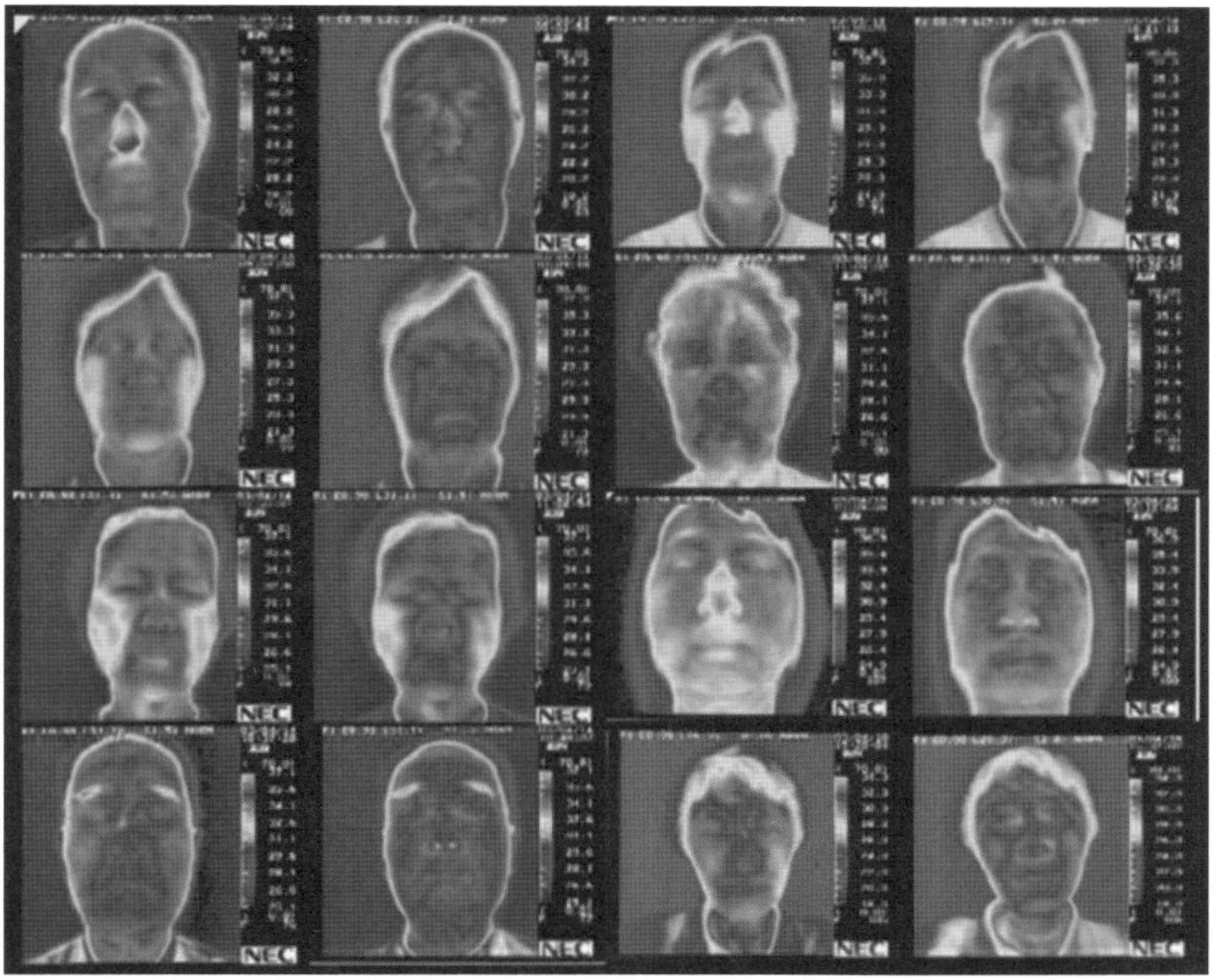

図8. サーモグラフィーによる体表面温度の変化

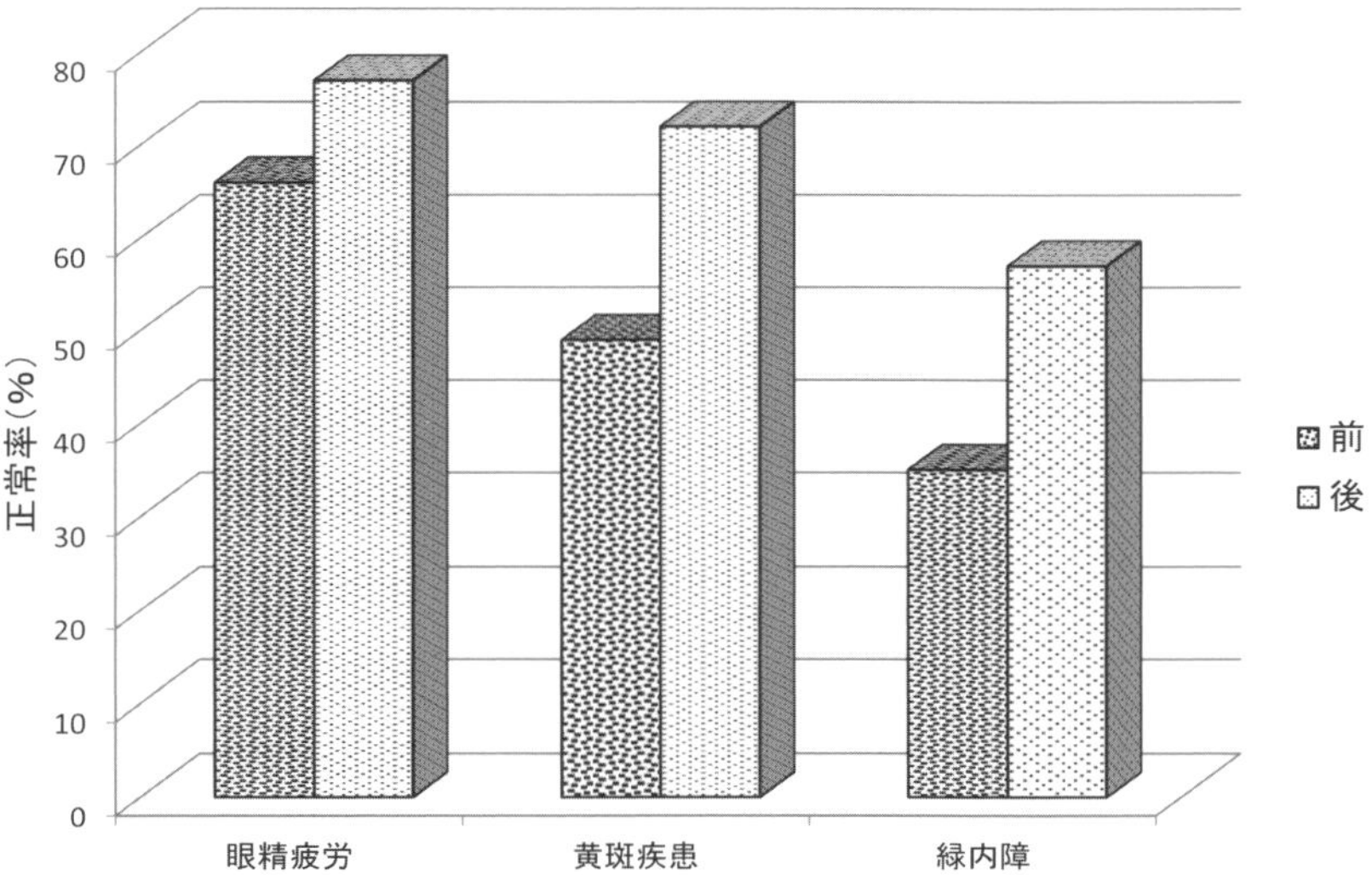

図9. 星状神経節照射と LF/HF 正常率

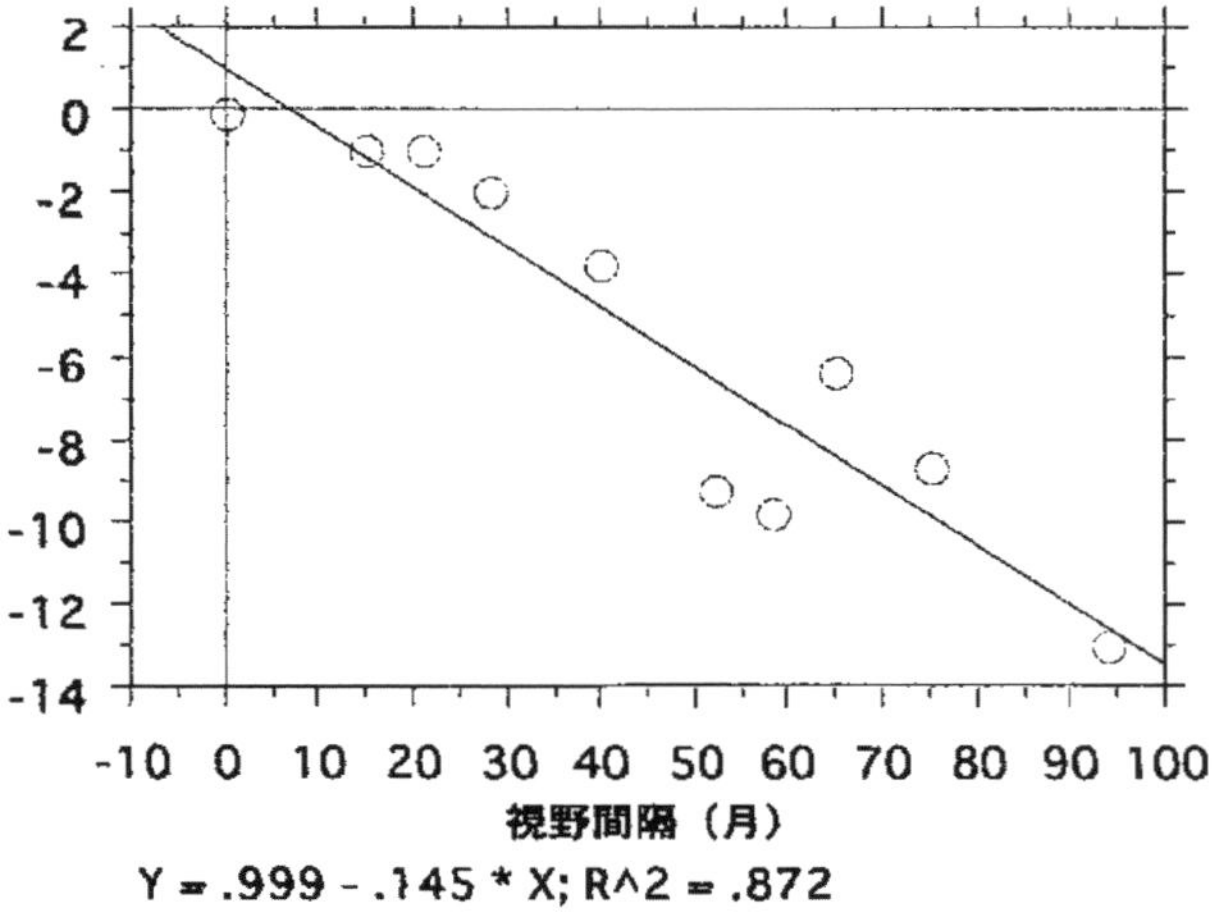

図 10. MD スロープ

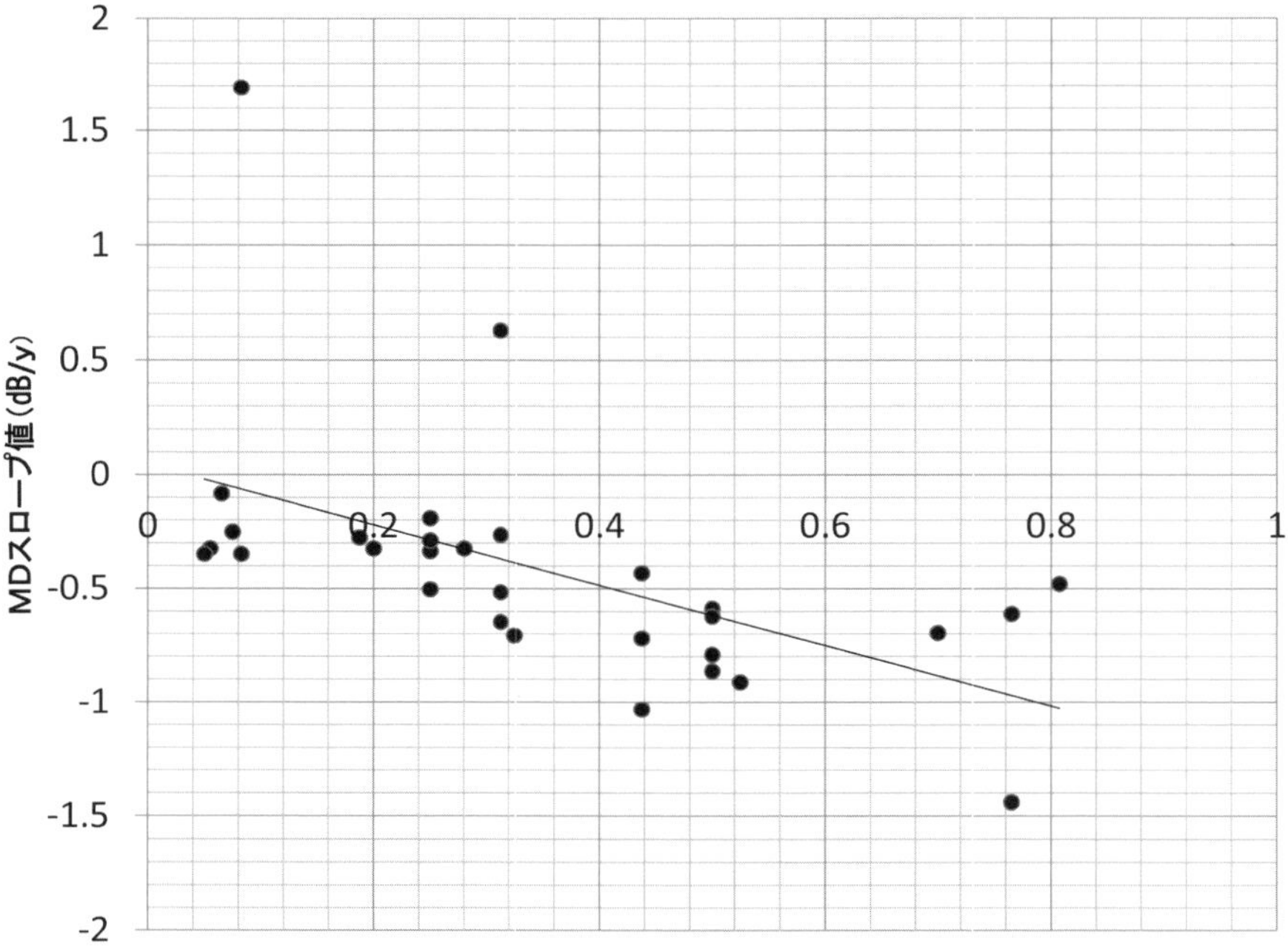

図 11. パラメータの相関（MD スロープ－GRM 値）

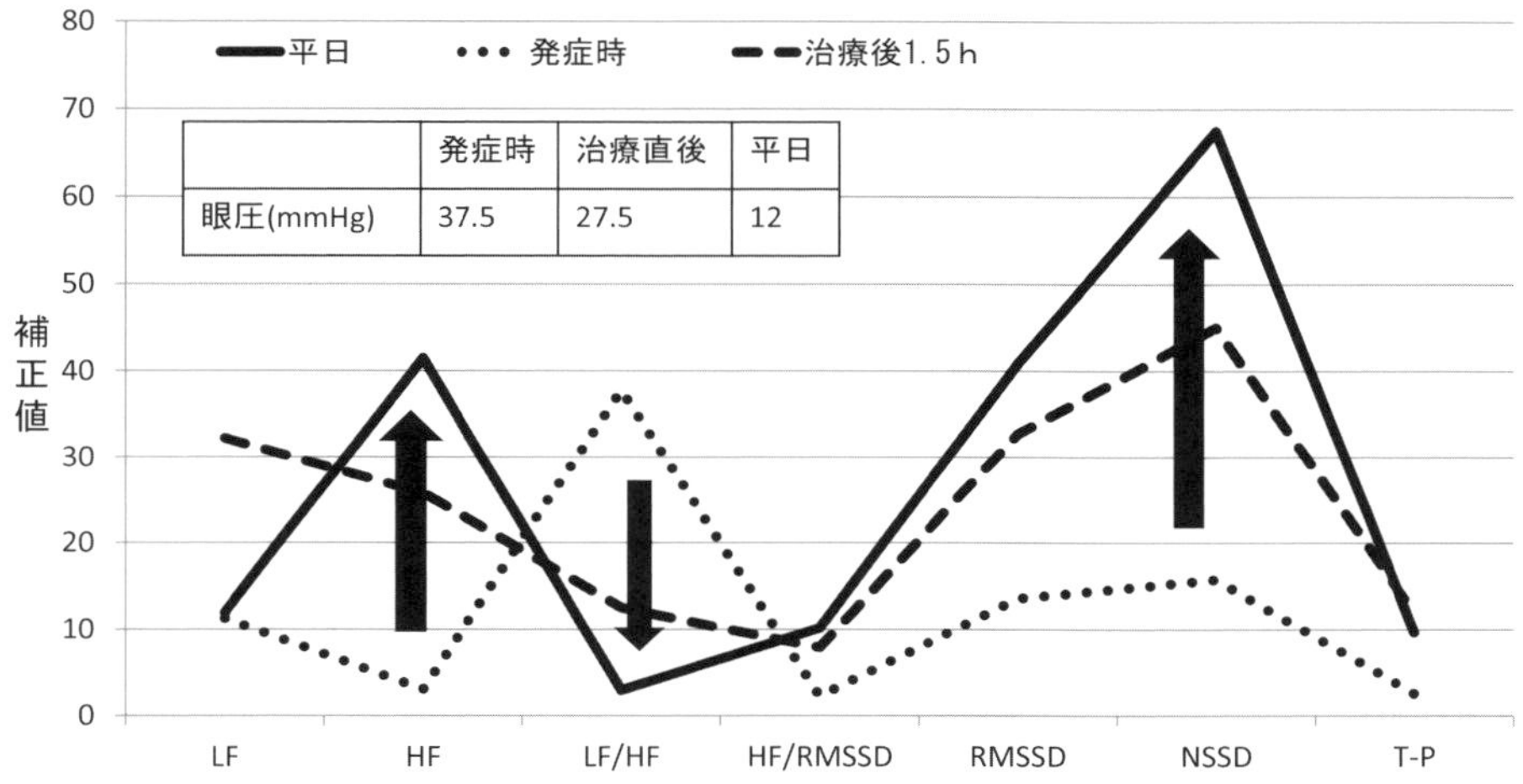

図 12.　ストレス関連パラメータの連動した変化と眼圧変化

生体変化を詳細に捉えることが可能になった。図10にMDスロープ、図11にMDスロープ群とGRMの相関関係を示す。

このことは、眼科的疾患の病態変化を示す進行過程が、自律神経の機能指標の変化と相関していることを示す。すなわち、病気の進行が全身性を示す幾つかの指標で表現できることを示す。言い換えれば、負荷による生体の変化が全身性変化として非侵襲的にリアルタイムで捉えられることを示している。また、この変化は刹那的変化ではなく、7つの指標の総合的評価なので、症状と一致した経時的生体変化を示すことができる。この点が、これまでの指標と大きく異なる。例えば、図12は、急性発症の疾患が改善していく、過程を示しているが、病態の変化に伴い、パラメータは連動して変化している。この改善過程の変化は生体に対する自覚症状とも相関している。この7種類あるパラメータからなる総合パラメータは以下（５つ）のような特徴を有している。ＧＲＭはこれらのパラメータを応用して生み出されている。

1．すべてのパラメータは適正範囲が定められている。

2．同条件における緑内障群において、進行群と非進行群に分類し、非進行群の変動範囲を適正範囲としている。

3．評価では、全身性由来のパラメータ群と、局所性由来のパラメータ群からなる２つの群パラメータを融合させたものを総合パラメータとしている。

4．わずかな改善度でも、鋭敏に評価が可能である。

5．パラメータの設定に関しては世界初であり、特許を取得している（図13、14）。

三、ストレスに関する疑問

①ストレスをどのように位置づけるべきか？という疑問

ストレスについては、科学者だけでなく、非科学者においても多くの議論がなされてきたが、一般的には日常生活で対処し難かったり、科学的な説明が不十分であったりするため、思惑に左右されてきた。例えば、「ストレスはすべて悪である。」「ストレスは、必要なものである。」と言うものがある。「ストレスは、悪のこともあり、善のこともある。バランスが重要である。」これは、妥当な意見であるが、実際には〝バランス〟を評価することは、主観的な判断に委ねられる。

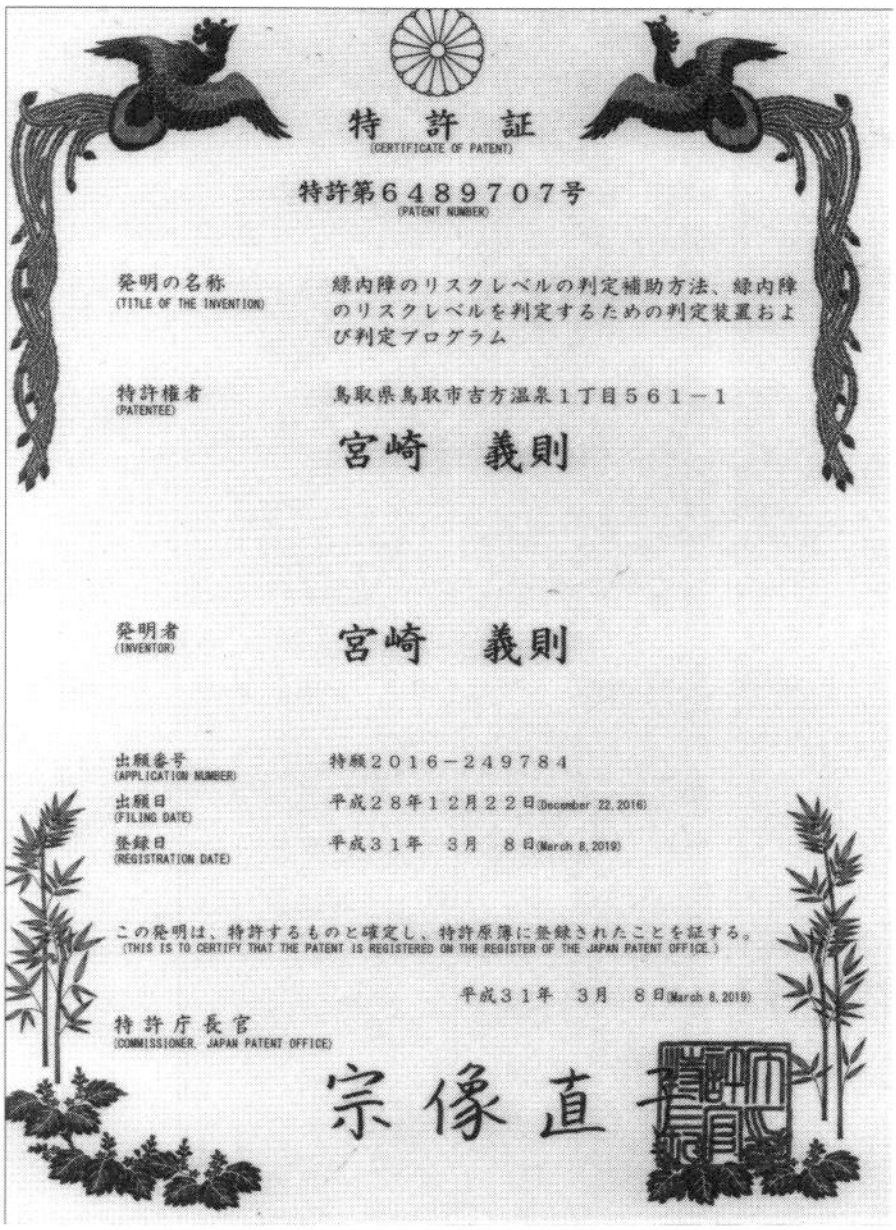

特許証
(CERTIFICATE OF PATENT)

特許第6489707号
(PATENT NUMBER)

発明の名称 (TITLE OF THE INVENTION)　緑内障のリスクレベルの判定補助方法、緑内障のリスクレベルを判定するための判定装置および判定プログラム

特許権者 (PATENTEE)　鳥取県鳥取市吉方温泉1丁目561−1
宮崎　義則

発明者 (INVENTOR)　宮崎　義則

出願番号 (APPLICATION NUMBER)　特願2016−249784
出願日 (FILING DATE)　平成28年12月22日(December 22, 2016)
登録日 (REGISTRATION DATE)　平成31年　3月　8日(March 8, 2019)

この発明は、特許するものと確定し、特許原簿に登録されたことを証する。
(THIS IS TO CERTIFY THAT THE PATENT IS REGISTERED ON THE REGISTER OF THE JAPAN PATENT OFFICE.)

平成31年　3月　8日(March 8, 2019)

特許庁長官 (COMMISSIONER, JAPAN PATENT OFFICE)
宗像直子

図 13.　緑内障に関する特許

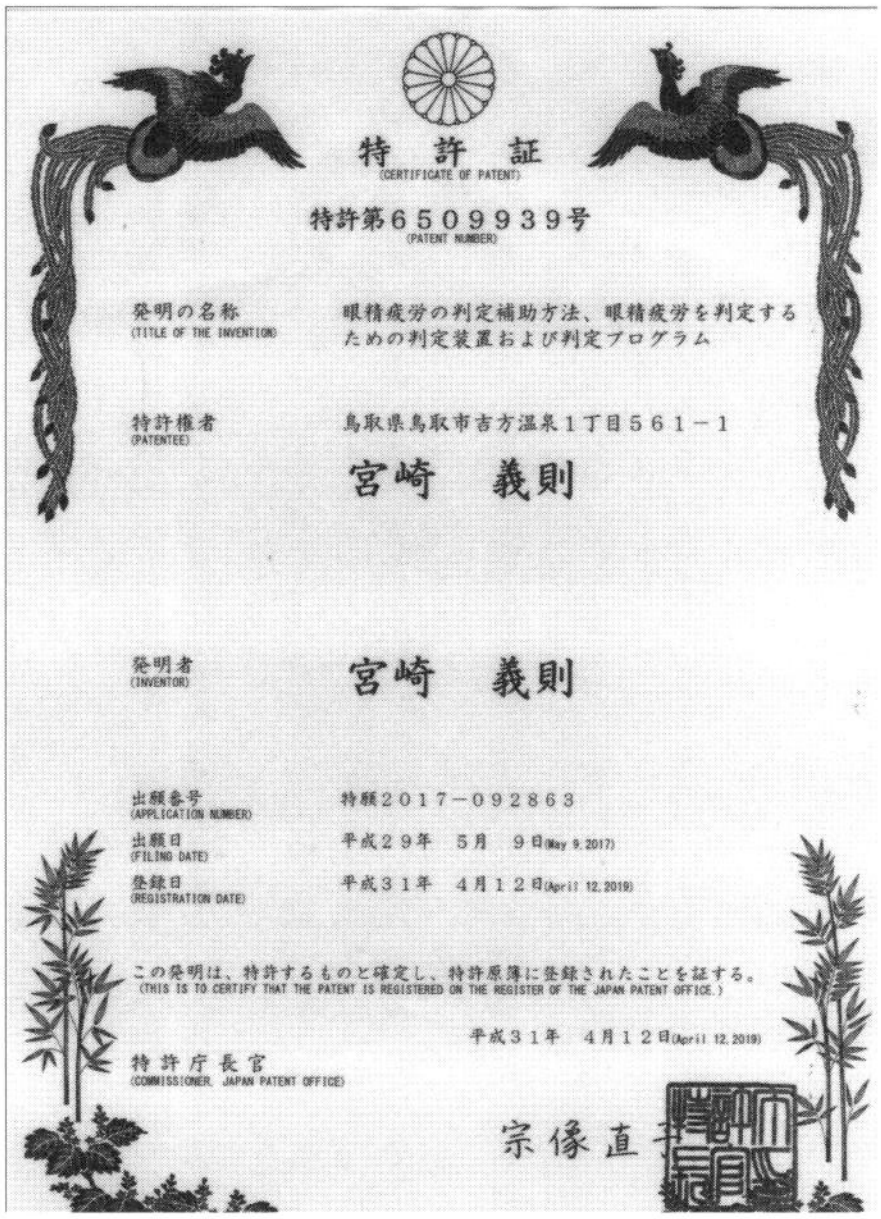

特許証
(CERTIFICATE OF PATENT)

特許第6509939号
(PATENT NUMBER)

発明の名称 (TITLE OF THE INVENTION)　眼精疲労の判定補助方法、眼精疲労を判定するための判定装置および判定プログラム

特許権者 (PATENTEE)　鳥取県鳥取市吉方温泉1丁目561−1
宮崎　義則

発明者 (INVENTOR)　宮崎　義則

出願番号 (APPLICATION NUMBER)　特願2017−092863
出願日 (FILING DATE)　平成29年　5月　9日(May 9, 2017)
登録日 (REGISTRATION DATE)　平成31年　4月12日(April 12, 2019)

この発明は、特許するものと確定し、特許原簿に登録されたことを証する。
(THIS IS TO CERTIFY THAT THE PATENT IS REGISTERED ON THE REGISTER OF THE JAPAN PATENT OFFICE.)

平成31年　4月12日(April 12, 2019)

特許庁長官 (COMMISSIONER, JAPAN PATENT OFFICE)
宗像直子

図 14.　眼精疲労に関する特許

「ストレスは、精神的なことなのであてにならない。」という意見もある。

他方、学術的には、ストレスに関する論文は、数万編以上に及ぶ。このことはストレスに関する関心の高さを示している。私は、数十年以上ストレスを研究し、こうした不毛の議論にうんざりしている。〝ストレス〟を耳にするのも嫌気がしている。ストレス・バランス論は、良い選択肢ではあるが、現状では1つの主観論に過ぎない。ストレスは人類にとって避けられない重要なテーマである。もっと親しみやすく、身近に議論できることを願って、これまでライフワークとして対処してきた。ストレスは忌み嫌うのではなく、上手に付き合うものである。

ストレスに対する生体反応機序は解明されているが、病気に関連して変化する病態に関しては不明な点が多い。そのため「ストレスとどう付き合うか」については、まだ未解明の部分が多い。本論はそれらの多くを解決してくれるであろう。

②ストレスに対する認識に関する疑問

ストレスと言うと、うつ病をはじめ、精神的負担による精神病対策の話が多い。身体的変化のことは語られることが少ない。しかし、精神的変化が生じれば、身体的変化を伴い易い。また、身体的変化が生じれば、精神的変化を生じ易くなってくることは知られた事実である。身体と精神の活動に統一性が維持できなくなった場合に精神疾患は出現し易くなる。

検査として、ストレスチェックなどあるが、「ストレス」とは何か？　定義が十分明らかにされていないため、分類整理できていない。そのため、ストレスが少しでもあれば〝いけないこと〟として捉えられる傾向がある。問題は、何が〝いけないこと〟なのかである。そして〝いけないこと〟を改善して、〝何がどう変わるのか？〟これらをすべて主観的に捉える傾向がある。主観的解釈は、それぞれの人で解釈は異なり、議論が尽きることは無い。問題は、一人ひとりストレスに対する反応は異なる。程度も、回復効果も異なる。しかし、それに対しどうやって対応するかである。これは、目的によって異なる。本文の目的は健康長寿である。

ストレスに対する捉え方は、個人差があって当然であるが、ストレスに対し社会的に対応しようとする時、共通の概念が無ければ、有用な結果は得られない。でなければ、傲慢さや被害妄想的発想を生じ易い。

③ストレスに対する一般的な疑問 1

何がストレスで、何がそうでないのかの定義があいまいである。良いストレスと悪いストレスがあるが、分離できる基準が曖昧である。どんなストレスが良いことか？　悪いことか？　判断が一定していない。ストレスが関与していると思われている疾患には、糖尿病、胃潰瘍、等、多数、知られている。しかし、なぜ、そのような疾患が発生するのか？　ストレスだけが原因ではない。どの程度関与しているのかは明らかではない。

ストレス負荷が生体にかかると、初めは強く反発する。しかし、長期化すると、反発力は低下し、あまり反発しなくなる。多くの場合、ストレスの程度は、この反発力を見ているだけであり、反発力の低下した人では、一見ストレスの影響をあまり受けていないように見てしまう可能性がある。ストレスは、現在生じていれば、取り払う必要があるが、蓄積しているストレスの除去も重要である。現在のストレスが除去されても蓄積ストレスが除去されているとは限らない。

④ストレスに対する一般的な疑問２

ストレスは意識しない方がよく、意識した人の生存率が低いというデータがある。これは、ストレスを仕掛けている人にとっての都合のいい考えである。ストレスは現実に存在するのに、それを無視しない方が悪いということだ。それでは、ストレスが増加することになる。

ストレスはなぜ悪いのか？　それは、ストレスのレベルが「あるレベル」を超えると、生体に不可逆的変化をもたらすからである。また、不可逆的変化は、ストレスの蓄積をもたらす。そのことが、徐々に病態を変化させ、何らかの疾患を発症させる。ところで、「あるレベル」をどのようにして決定するのかが問題である。現在のストレスマーカーは、レベルをクリアーに決定することはできない。それはメガ・データを使用しても解決できない。

⑤ストレスに対する本質的な質問（ストレスをどこが管理するのか？　個人の自己責任か？ストレスは疾患の発症前後ともかかわるため、あらゆる部門と関連する。）

「なぜ眼科でストレスを？」と考えられる人は多いであろう。必然的に辿り着いた帰結であったのだろうと思われる。ヘルスケアには様々な科が関与しているが、ヘルスケアが目指そうとするものは結局あらゆる科で同じなのであろう。ストレスは通常、ストレスホルモンの扱いに長けている内分泌科が扱う問題である。しかし、その手法では日常生活の細かい疑問に答えきれないのが実情である。他方、精神・神経的要因もあるので、ストレスは心療内科が分担しているが、診療内科のメインは心身症が対象である。他方、ヘルスケアは病気発症後も対象としている。ストレス関連疾患のリストが心療内科で公表されている。しかし、ストレス関連病態はすべての科で抱えている。各科では、すべての科に共通なストレス因子も含むが、各科特有なものも含んでいる。本書ではヘルスケアを扱っている。ヘルスケアはすべての科に共通する。病気に至っていない状態を対象とするが、この手法は病気の増悪予防にも有用である。「ストレスが病気を発症させたり、病気を悪化させたりする」このことは、科学的知識が無くても多くの人が気づいていることである。しかし、どうすれば医学的ノウハウを日常生活に生かせるツールとして使用できるかに苦慮している。ストレス評価は〝過剰〟でも〝過小〟でもいけない。また、個人々で異なり一様でもいけない。これには、科学的根拠ばかりでなく社会一般的なレベルでの評価も加える必要がある。簡便で、即応性のある対応ができるような工夫が必要である。細かい、生化学的な現象で説明できることは大切であるが、現実に応じた有用性が必ずしもあるわけではなく、実用性が乏しい。このことは、多くの「ストレスに対する誤解」を招いている。本来、ストレスはヘルスケアに大きく関与している。従って、ストレスやヘルスケアは、診療内科としてではなく、すべての科に共通する問題として、扱うべきである。

四、研究成果の蓄積

自律神経を理解するためには、交感神経と副交感神経の役割をできるだけ詳細に解明する必要がある。

①交感神経と副交感神経の適正範囲

ストレスを評価する方法として、心拍変動分析がある。経時的病態変化を追跡するには、利用価値が高いが、長期的疾患との関連性を予測するには現状では不十分である。LF、HFの正常値は定まっていない。そのため、眼疾患進行度と自律神経機能指標の相関関係より、適正値（図15）を算出した。これに沿って、他のパラメータは連動するので、主要パラメータに対する適正な連動を指標に、他のパラメータの適正値を設定できる。この適正値設定により多くの生理的状態が数値化できる。この意義は大きい。

適正値が設定できたので、適正値内の変化や適正値内と適正値外への変動で、疾患の発症や増悪・改善との関連性が予測される数値で表現が可能になった。実際の疾患との関連で適正値が設定されているので、適正値を外れた場合、疾患の発症リスクを高めることになり、信頼度は高い。

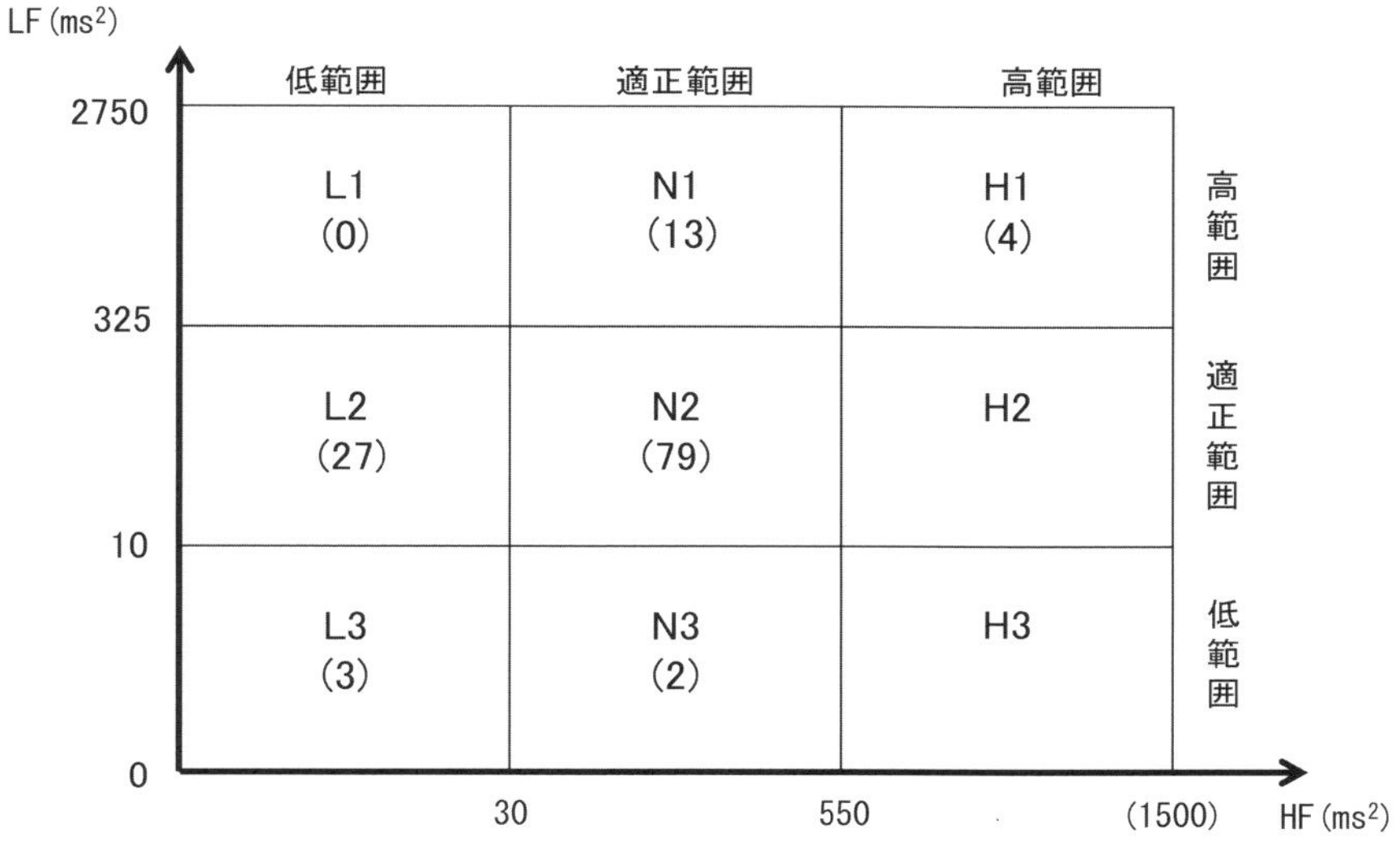

図 15.　HF, LF による分類

②交感神経と副交感神経のバランス

図15の、適正範囲に基づく、交感神経と副交感神経の領域分布を図16に示す。生体は病態に応じて交感神経と副交感神経の該当する分布領域の位置を変動する。分布領域の状態を図16に示した。状態が変化して行く経路は望ましい経路とそうでない経路があることが分かる。治療はこの経路に沿って行うことが合理的で有用である。

③疾患別ストレス負荷のレベルと変動レベル

図17において、ストレスのレベルはＬＦ／ＨＦで評価した。眼精疲労、黄斑疾患、緑内障について示す。星状神経節近赤外線照射治療前後により、ＬＦ／ＨＦは、１以上では低下して１に近づき、１以下では上昇して１に近づく傾向があり、１以上の場合では有意差が見られた。

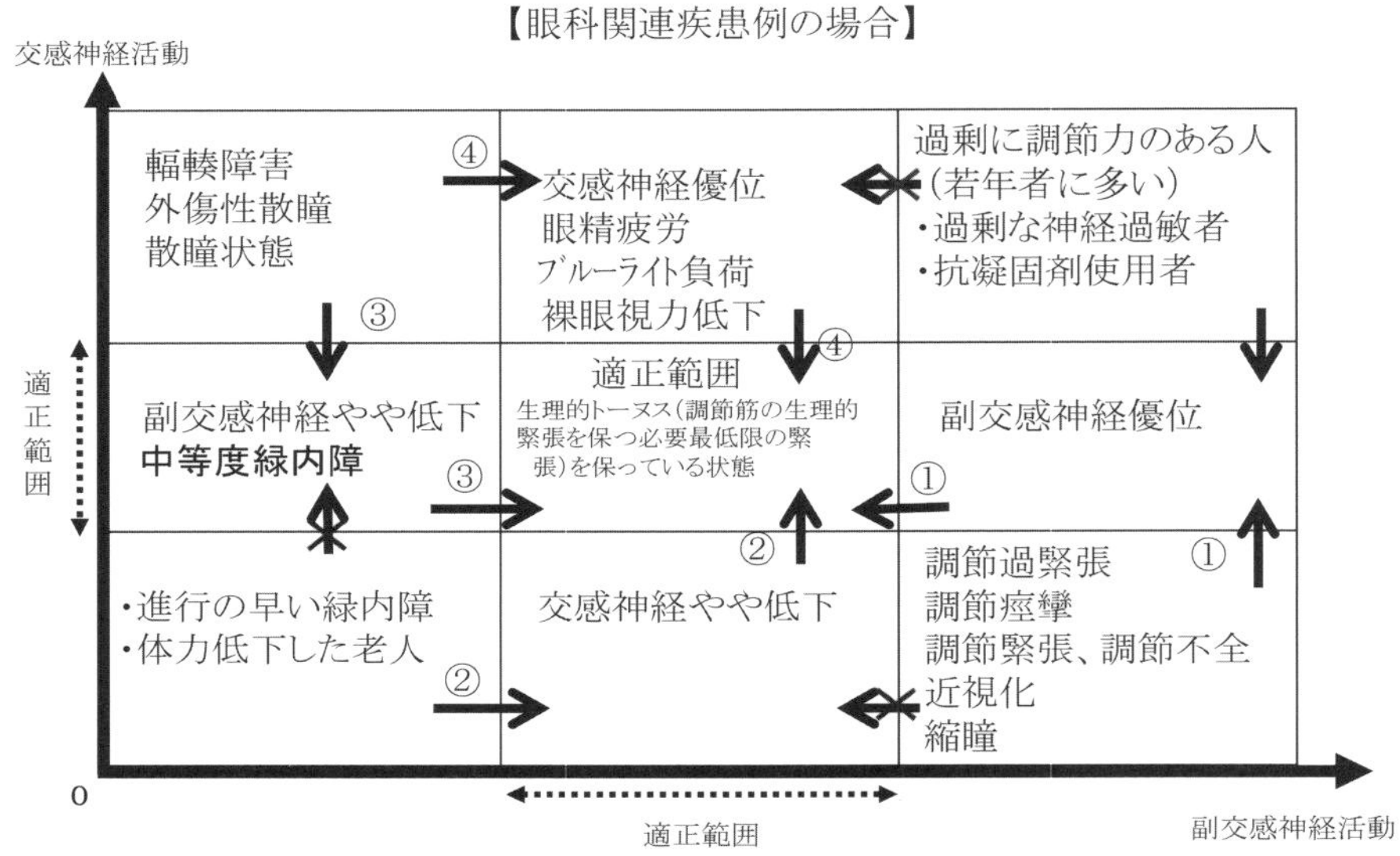

図 16. 自律神経バランスの正常化

注）この病態分布では、全身性と局所性を分けずに同一区分としている。

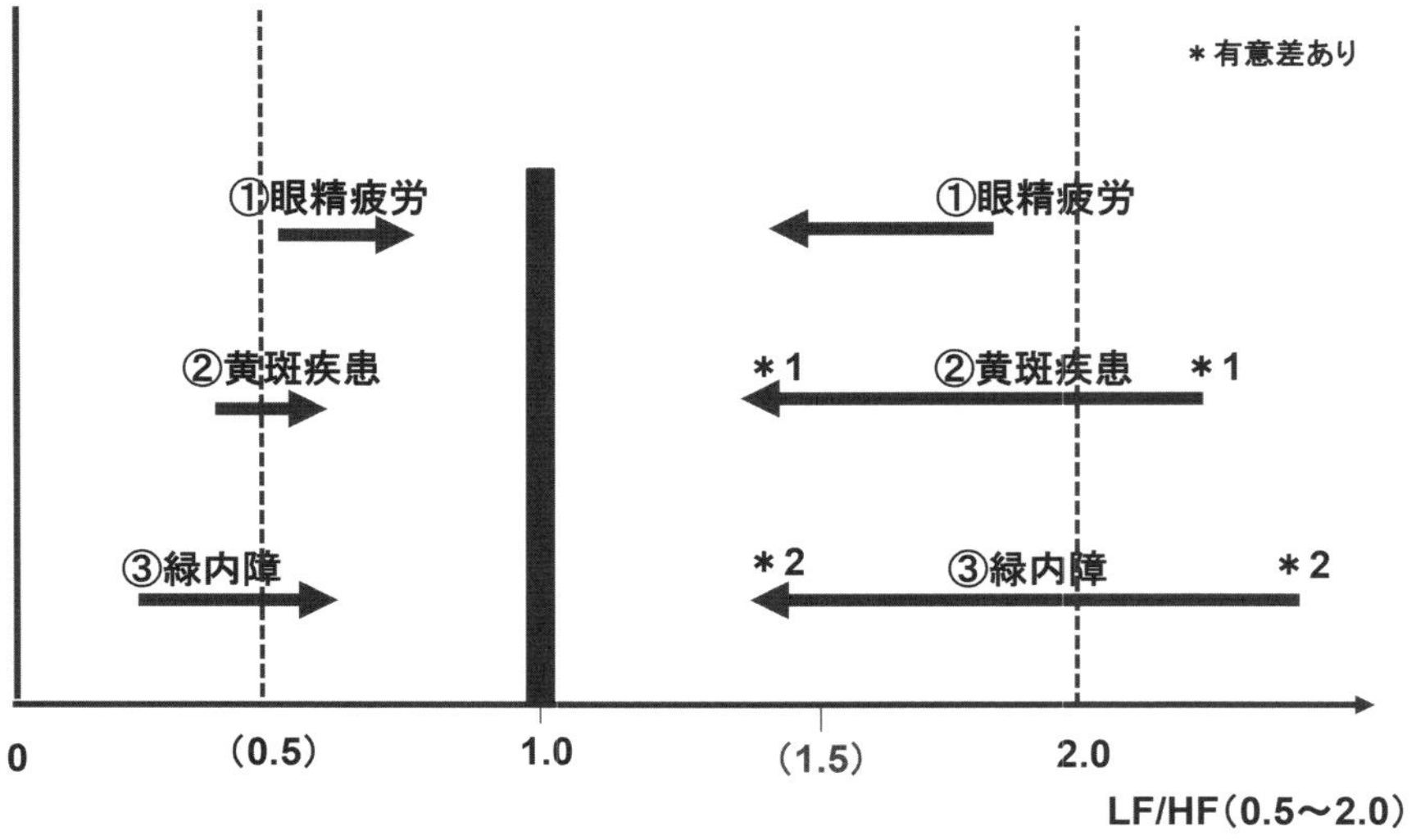

図 17. 星状神経節照射後の LF/HF 変化

このことは、星状神経節の近赤外線刺激は、自律神経の機能を正常化させる働きがあることを示している。

④高ストレス負荷の占める割合（疾患別、疾患内分類別）

（「高ストレス」はＬＦ／ＨＦが２以上とする）

高ストレス負荷の占める割合に関し、疾患別で（図18）、緑内障分類別で（図19）に示す。疾患別では緑内障、ＤＭで多く、緑内障群の中では適正値を逸脱したＧ１、Ｇ２でＬＦ／ＨＦ比値が上昇している割合が高いことが分かる。

五、研究成果の連合

①新しい指標の開発

新知見を示すデータが集まってきたため、それらを利用して新しい指標の開発を試みた。新しい指標に求められるのは、検査が短時間で簡易であり、被検者の負担が少なく、非侵襲的であり、刹那的ストレスではなく、定常状態におけるストレスが捉えられるものが良い。

②緑内障視野の経時的変化はＭＤ値によるＭＤスロープとして表現される

（ｉ）ＭＤスロープ改善例を示す

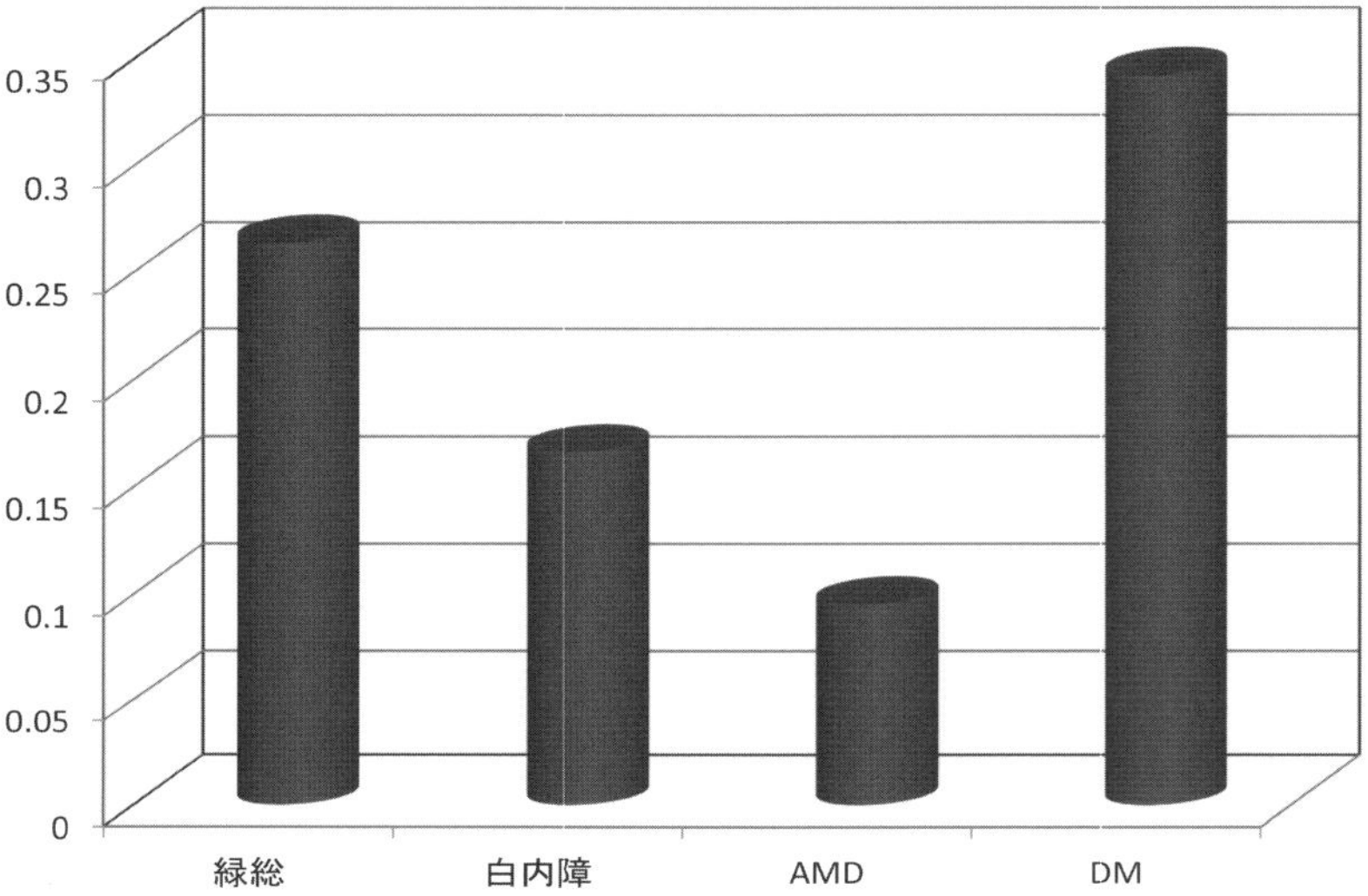

図 18. 疾患別高 LF/HF 値の割合

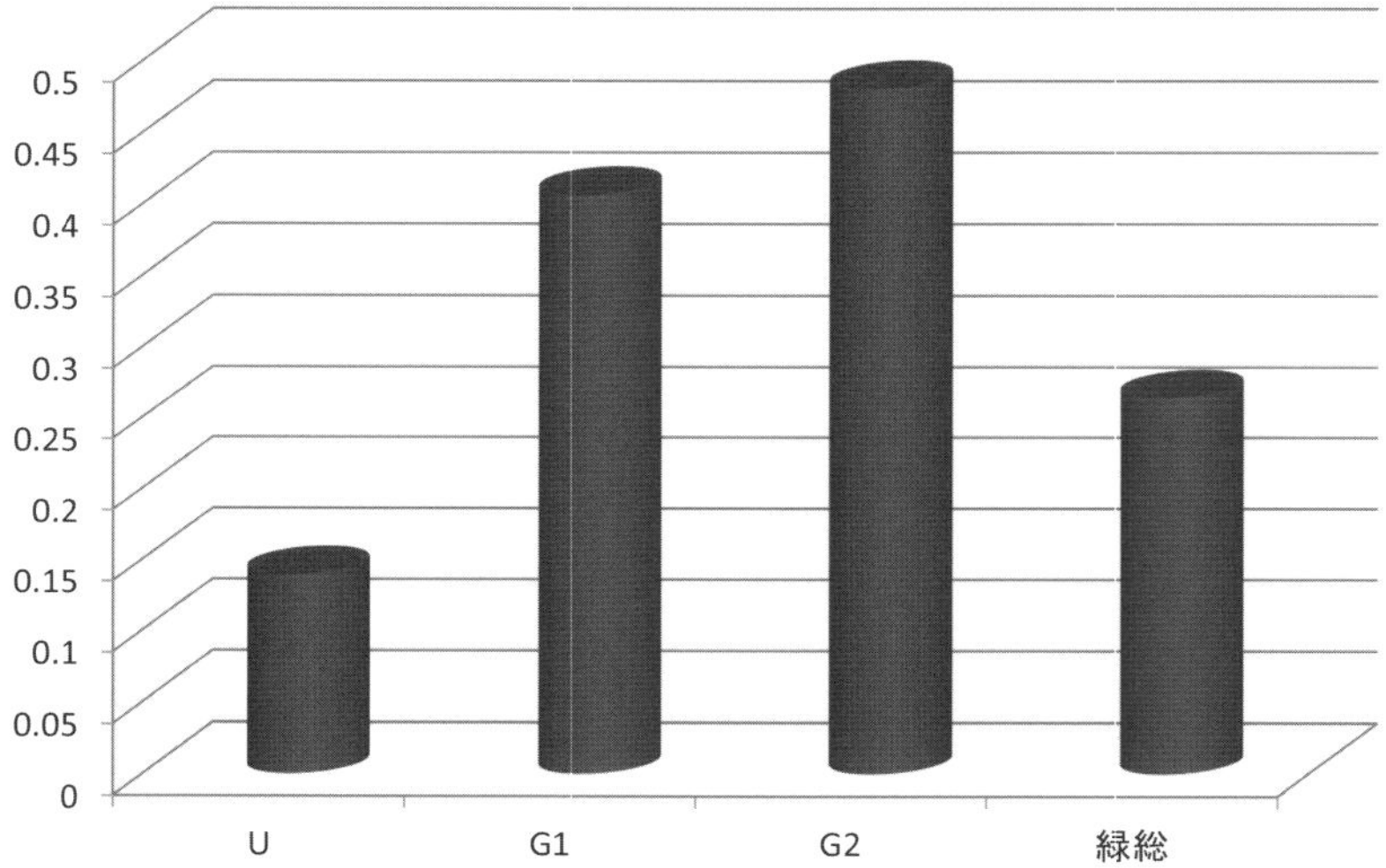

図 19. 分類別高 LF/HF 値の割合

図20は、左眼視野の経時的変化を示す。左上より右下へ推移、図21は、左眼視野の視野欠損レベルを数値化したものを経時変化で示したものである。星状神経節近赤外線照射治療を行ったものである。（図20、21）は左眼、（図22、図23）は右眼の結果である。治療により、経時的に改善している。通常自然経過では進行して行く。

③ＭＤスロープとＧＲＭの相関性

図24は、ある症例のＭＤスロープを示す。経時的に悪化している（緑内障視野は通常経時的に進行して行く）。ＭＤスロープは経時的に変化する。（図25）、ＭＤスロープは回数が少なかったり、期間が短かったりすると信頼度が低下するので、信頼度を高める条件下で実施した結果に基づいている。

④眼精疲労問診スコアと生体反応計測値の相関性

図26は、眼精疲労の症状とＡＲＭ（生理的検査による生体計測値）が相関することを示している。

（注）ＡＲＭはＨＲＶ1と輻輳速度の合成パラメータである。

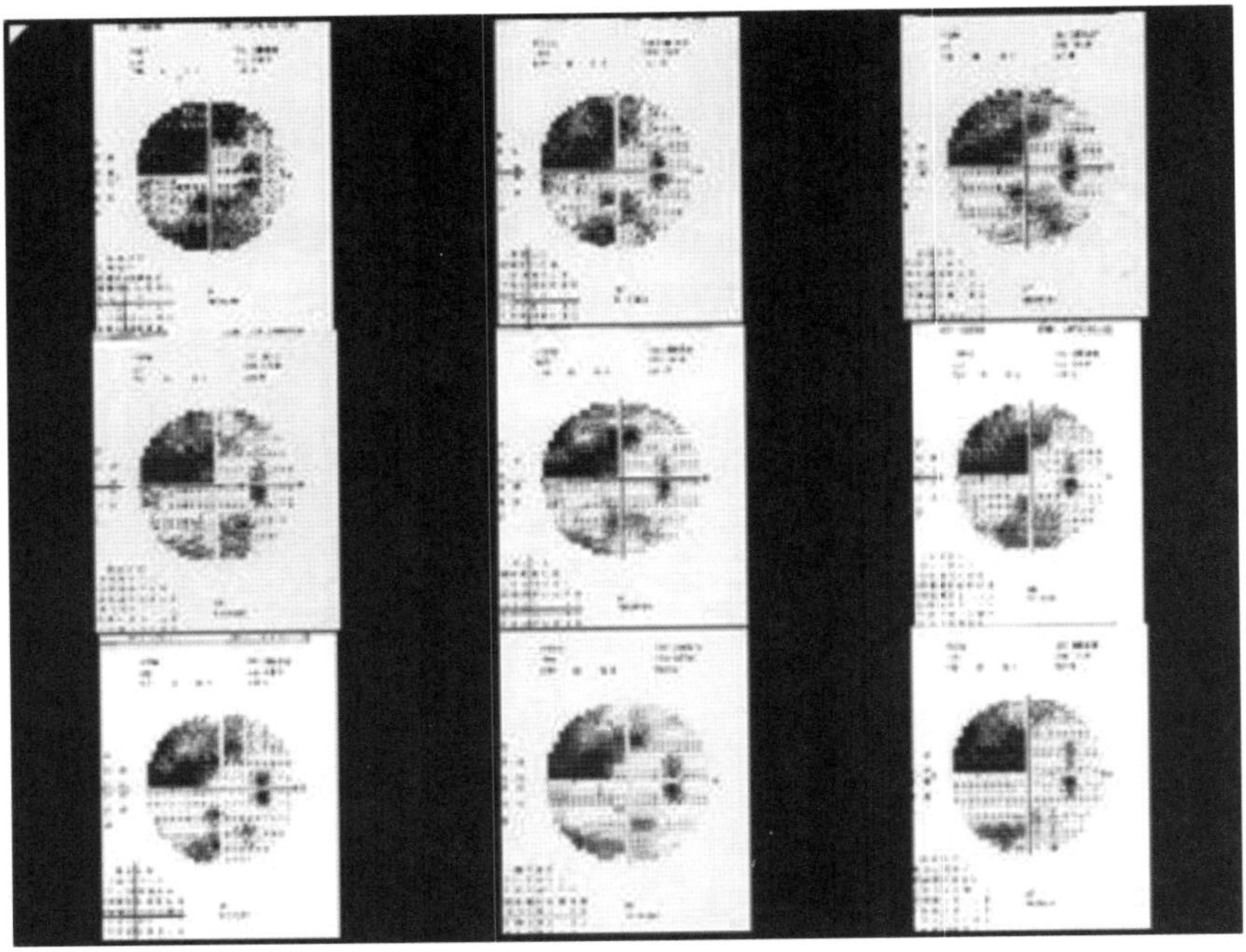

図 20. 左眼視野変化

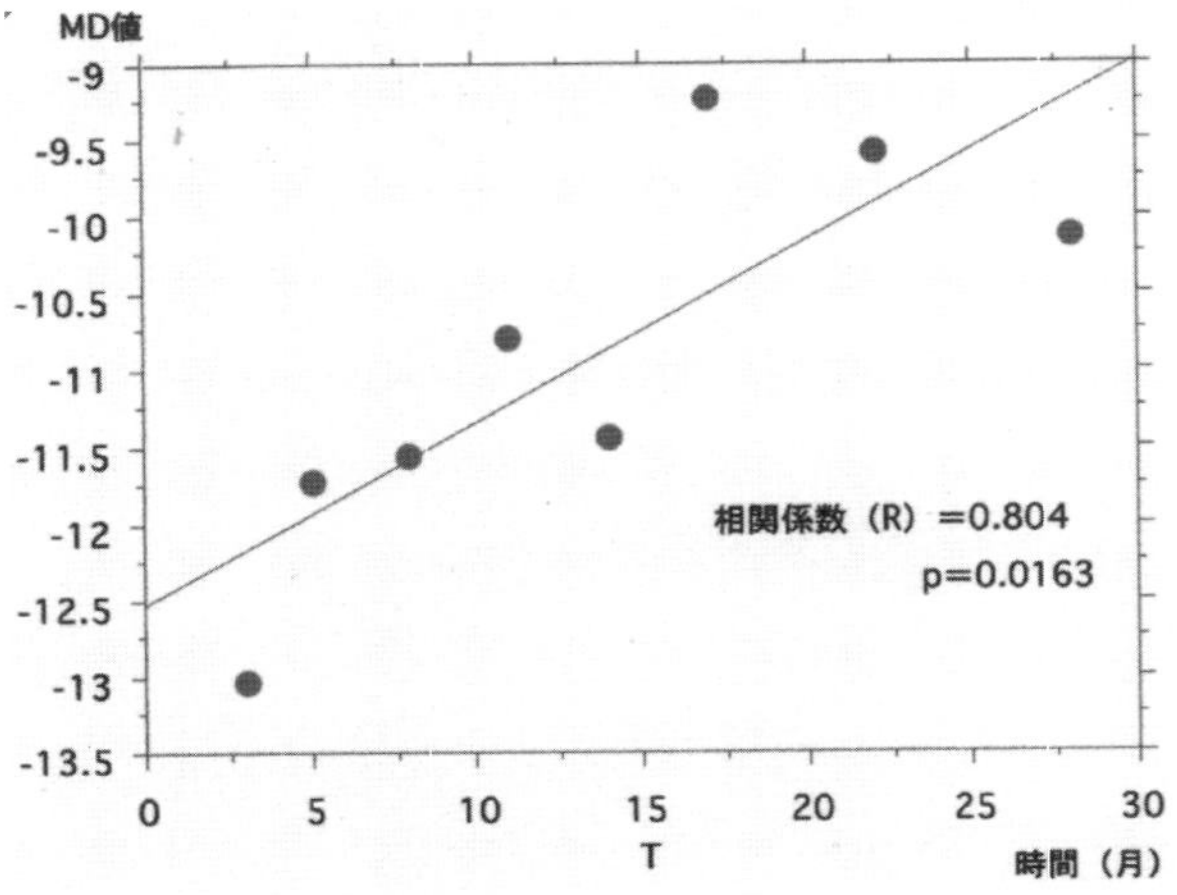

図 21. 左眼 MD スロープ

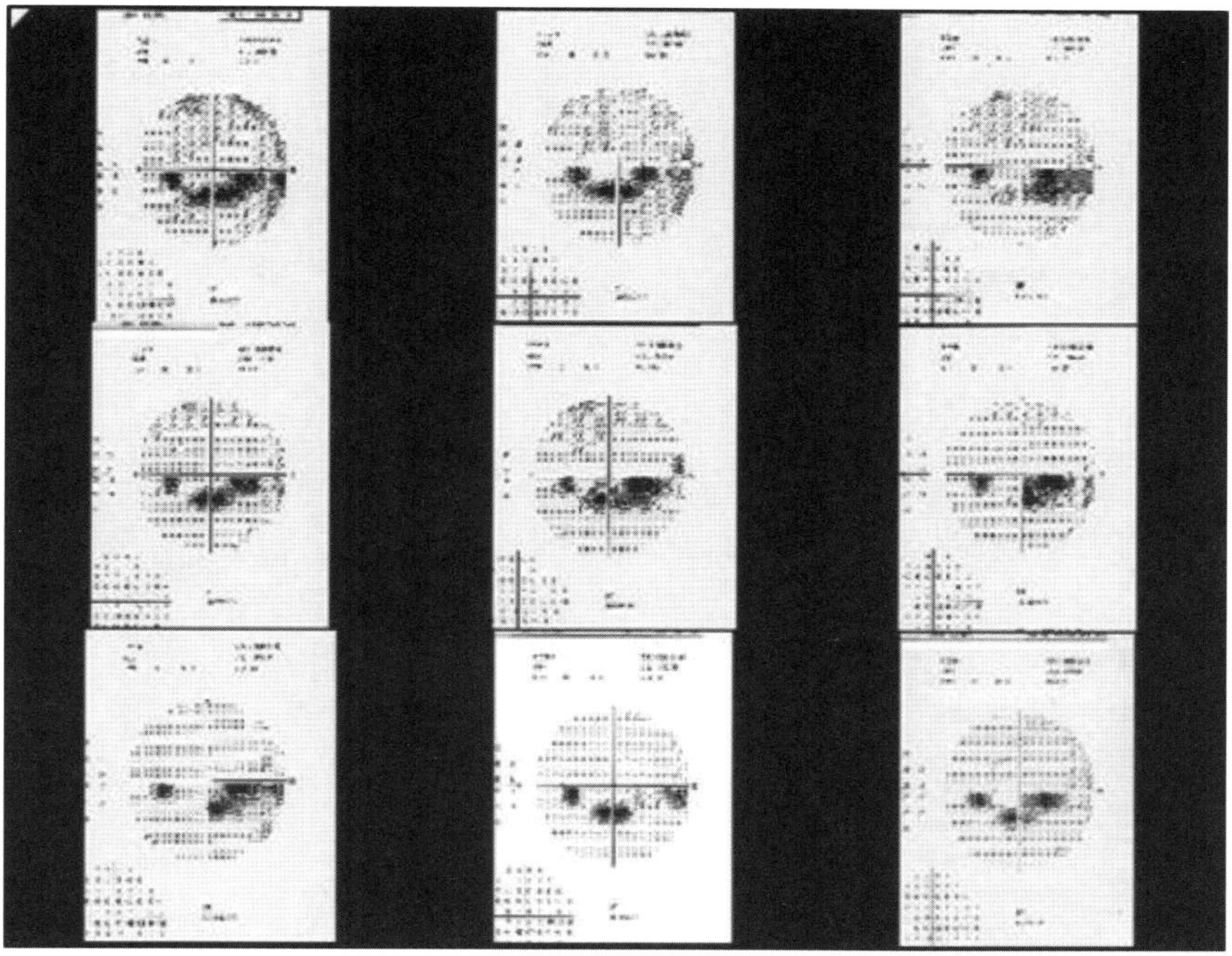

図 22. 右眼視野変化

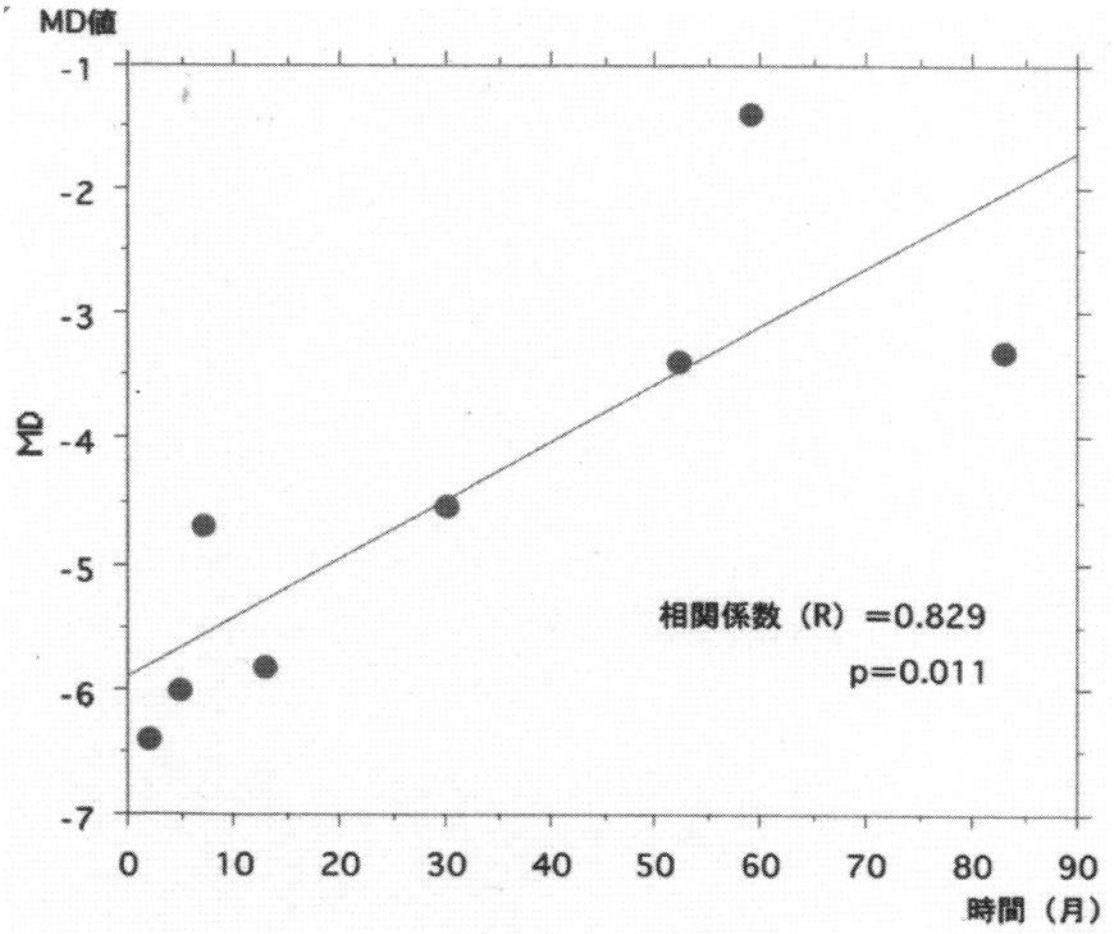

図 23. 右眼 MD スロープ

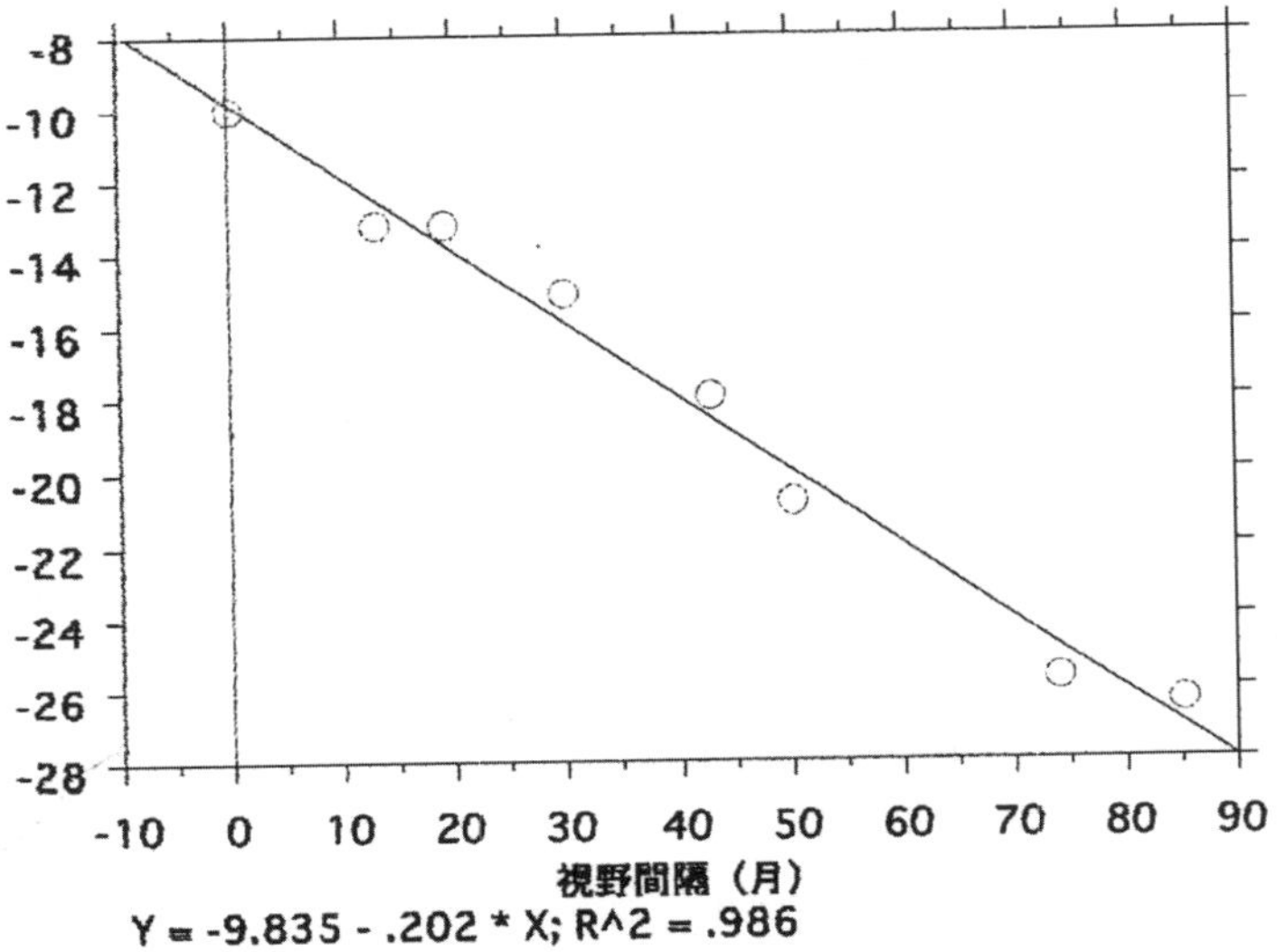

図 24. MD スロープ例

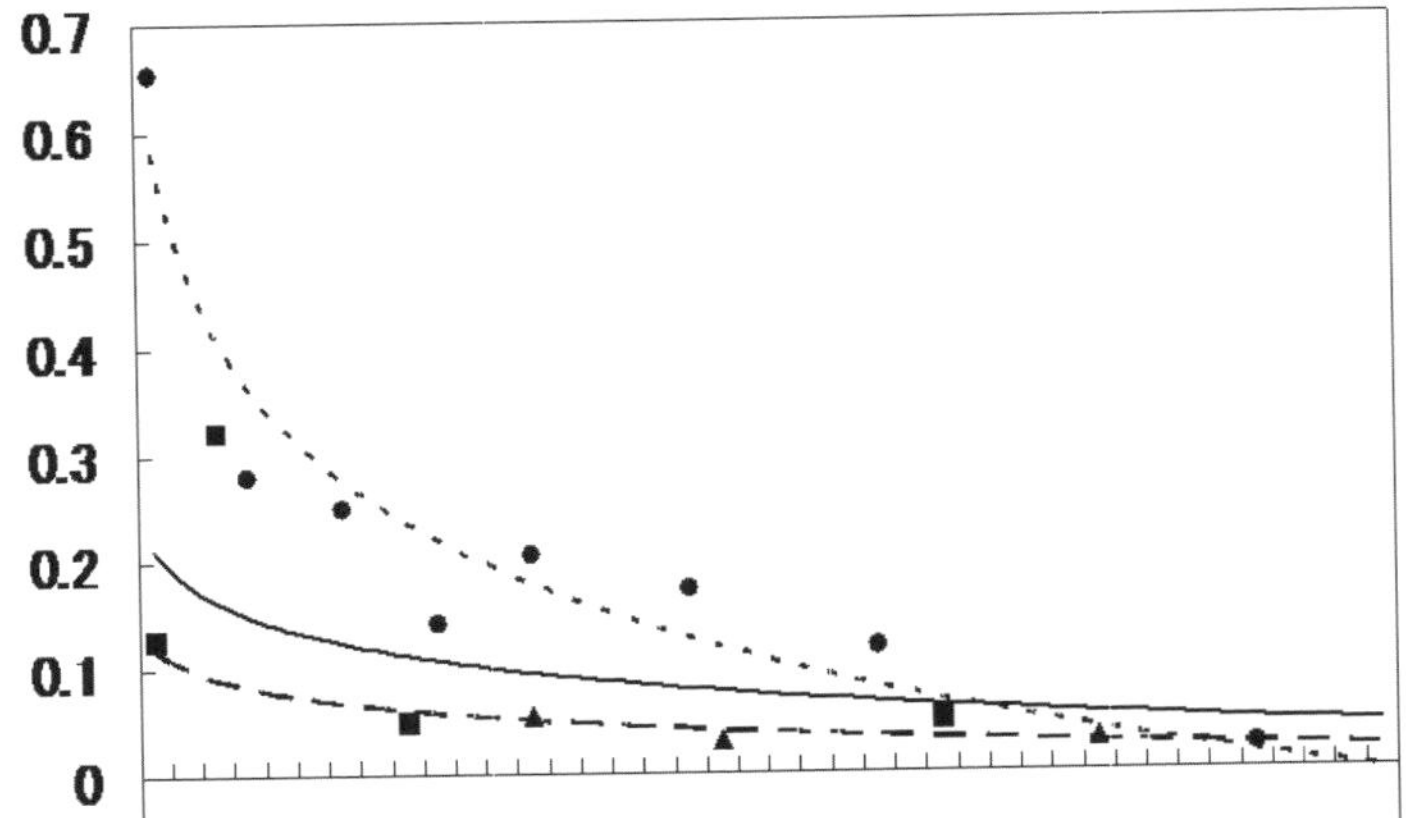

図 25. MD スロープの経時的変化

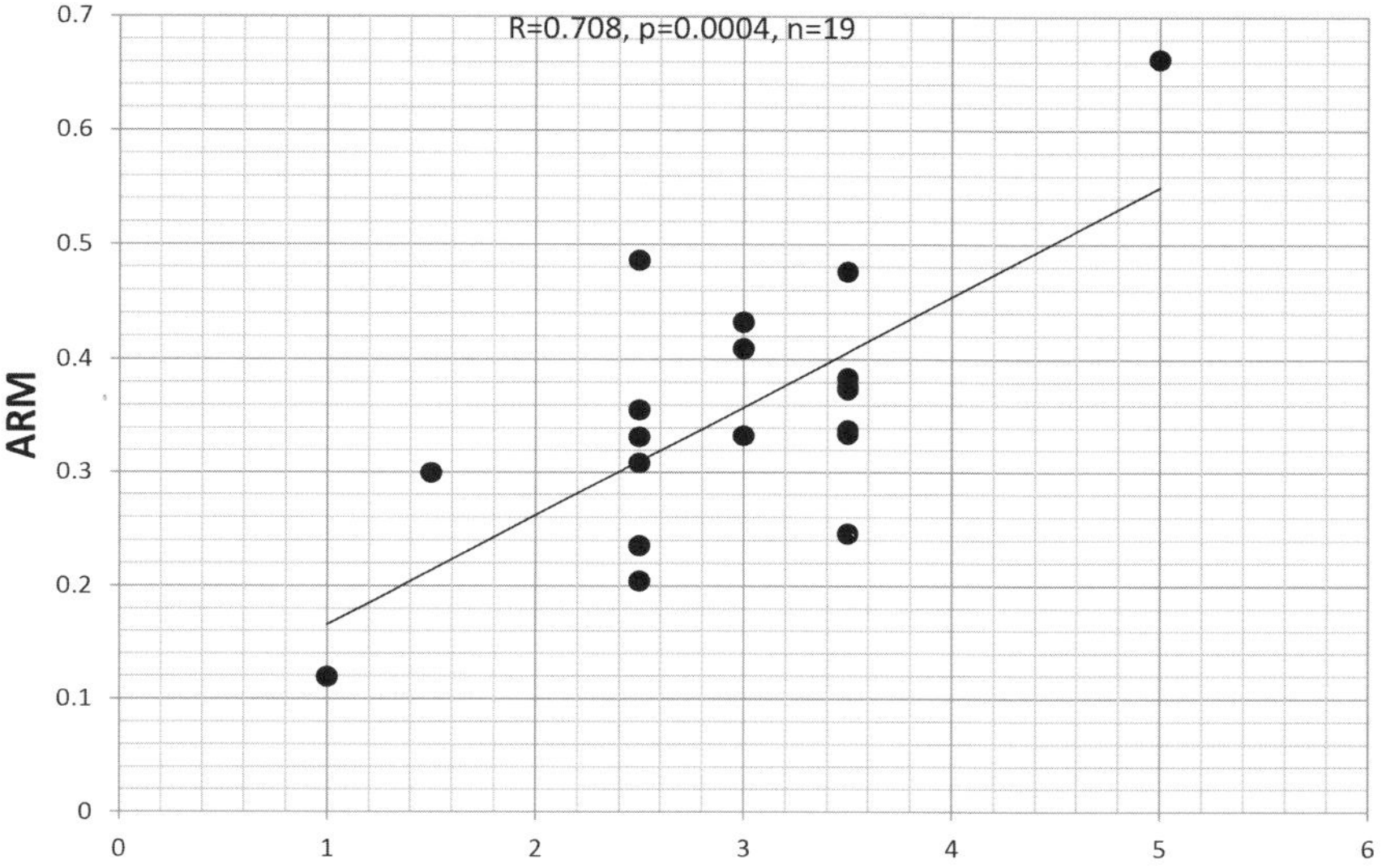

図 26.　パラメータ相関（ARM- 問診スコア）

⑤末梢性と中枢性の問題Ｉ

（ｉ）ダイエットによる体重〈またはＢＭＩ〉減少時

緑内障にとって体重減少時、眼圧（ＩＯＰ）低下の場合は良い傾向である。体重（ＢＭＩ）が減少すれば、ＣＳＦＰ（脳脊髄圧）が低下する。眼圧が低下しなければ、ＩＯＰとＣＳＦＰの差が拡大する。緑内障では進行リスクが高くなる。あるいは、緑内障になり易くなる。したがって、体重減少では眼圧は低下している必要がある。また、篩板《しばん》の前後圧差に変化なくても、自律神経機能が低下していない必要があり、体重減少時ＩＯＰは上昇していないことが望ましい。

（ⅱ）ＨＲＶ１が全身性、ＨＲＶ２が局所性を示す理由

・ＨＲＶ１は全身性のパラメータのみで構

成（ＬＦ、ＨＦ、ＬＦ／ＨＦ、ＲＭＳＳＤ、ＨＲ／ＲＭＳＳＤ、ＳＤＮＮ、ＴＰ）されているため、その得られた指標は全身性を表現する。

・ＨＲＶ２はＨＲＶ１以外で、眼圧、年齢、心拍数、ＶＬＦを含む。眼球は節後線維と連絡している。ＨＲＶ２は全身性にも関与しているので、他に全身的パラメータ要因も含んでいる。したがって、全身性因子も含むが、非全身性因子も含んでいる。非全身性を反映する。

・視神経は、軟膜で覆われた脳脊髄液腔を通過し、眼球の強膜を貫通している。眼球内腔と髄液腔の境界は弱い強膜（篩板）で出来ている。眼球内の圧である眼圧と脳髄液圧（ＣＳＦＰ）は篩板で隔てられている。この圧差をＴＬＣＰＤという。ＴＬＣＰＤが大きければ、相対的眼圧も高くなり緑内障は進行し易くなる。加齢はＣＳＦＰを低下させるため、ＴＬＣＰＤが大きくなり緑内障は進行し易くなる。加齢により、ＣＳＦＰが低下し、髄液の代謝活動は低下する。末梢神経の活動は低下するため、自律神経機能は低下する。眼圧が上昇すれば、ＴＬＣＰＤが上昇し、中枢での自動調整機能は低下し、自律神経機能も低下する。したがって、局所性の機能低下はやがて中枢機能を低下させる。以上より、年齢と眼圧が抹消での機能に関与する。ＨＲＶ２のパラメータには、年齢と眼圧要因を含む。したがって、ＨＲＶ２は局所性を反映する。逆にＣＳＦＰＧが上昇して、ＴＬＣＰＤが逆バージョンで大きくなる場合、乳頭浮腫が見られ眼圧が上昇する場合がある。この現象は、ターソン症候群（くも膜下出血時によく見られる現象である）として知られている。

⑥新しい指標を使用した装置とシステムの開発

［概念］ 一般的に、「ストレスを感じていても体がどの程度反応しているか分からない。」のが現状である。この装置は、主観的ではなく、どの程度生体がストレスを受け止め影響を受けているかを生理学的機能の面より調べ、レベルを数値化したものである。

［内容説明］ 既成の検査による幾つかの計測データを入力するだけで、自動的に解析し、新しい結果を描出することができる装置である。

［結果の活用］ １次と２次に分けて解析している。１次解析は「初回被検者」が対象。２次解析は、「２回目以降の複数回被験者」が対象になる（前データとの詳細比較が可能である）。

［入力事項］ 入力事項は、１・２次解析ともに同じである。①心拍変動検査（ＬＦ、ＨＦ、ＬＦ／ＨＦ、ＲＭＳＳＤ、ＨＦ／ＲＭＳＳＤ、ＳＤＮＮ、ＴＰ、ＶＬＦ）、②Ａｇｅ、ＩＯＰ、③２種類の問診の結果

［１次解析結果］ ①ＨＲＶ１（全身的なストレス負荷の生理学的指標）、②ＨＲＶ２（局所的なストレス負荷の生理学的指標）、③ＧＲＭ（総合的ストレス負荷の指標）、④問診スコア（主観的ストレスに対する感受性の度合い）の評価、⑤問診レベル（身体的ストレスに対する感受性の度合い）の評価

［図と表の説明］ 精神負荷バランス、身体負荷バランス、心理バランス、を視覚化するために図

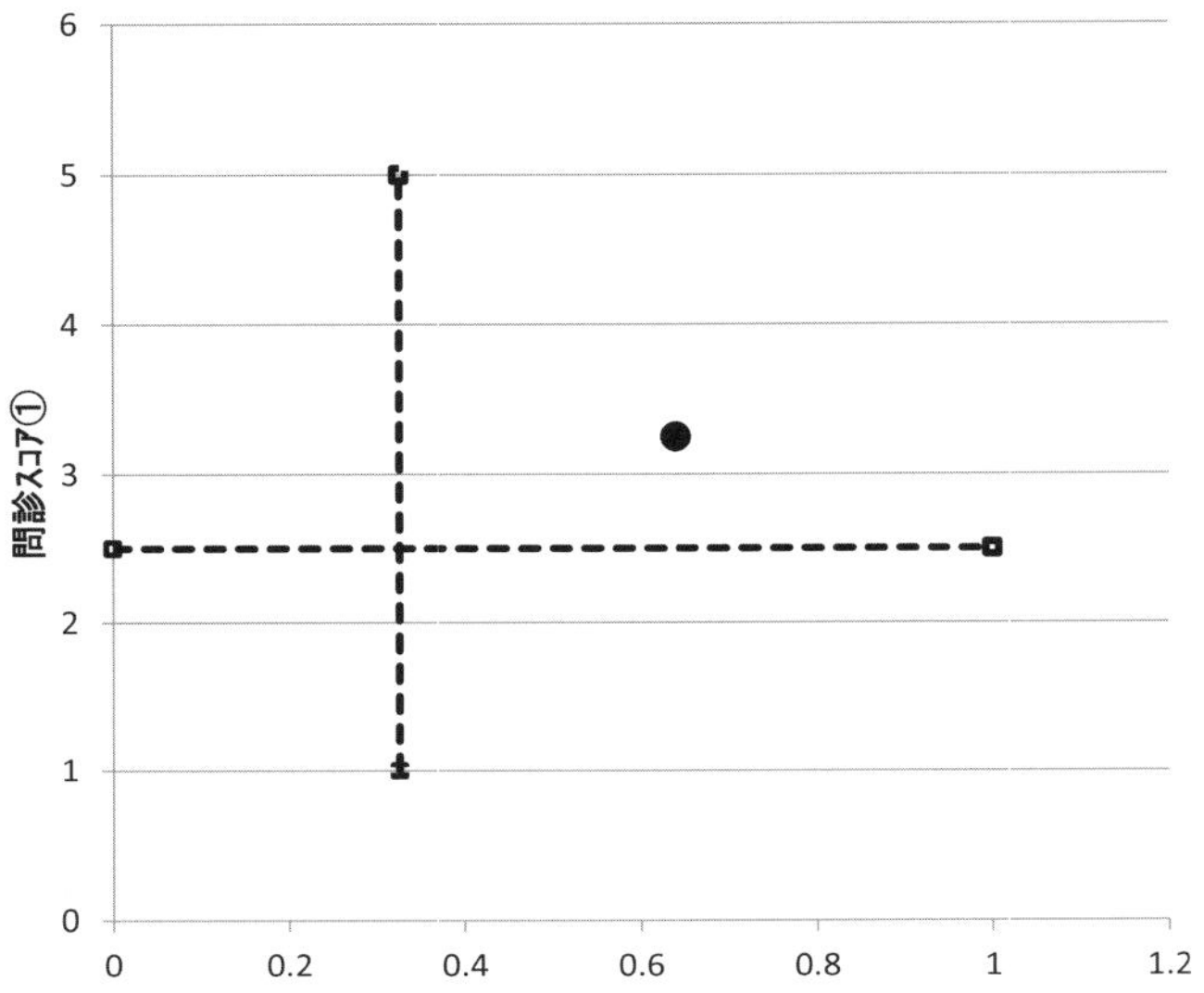

図 27. 精神負荷バランス（問診スコア①-GRM）

27、28、29を示す。図では、それぞれ、４つに区分されている。４区分の左下は適正範囲、右上は適正外である。左上は縦軸優位の異常疑いⅠ、右下は横軸優位の異常疑いⅡを意味する。

（注）図27は、「主観的ストレスの感受性の度合い」と「総合的なストレスの生理学的指標レベル」のバランスをグラフ上に描出したものであり、図では適正外の範囲にある。また、図28は、「身体的ストレスの感受性の度合い」と「総合的なストレスの生理学的指標レベル」のバランスをグラフ上に描出したものであり、図29は精神的心理と身体的心理のバランスをみたものである。同様に適正外の範囲にある。適正外は治療または対症療法を要する。異常疑いⅠとⅡは、経過観察または対症療法を要する。適正範囲では特に対症療法等を必要としない。

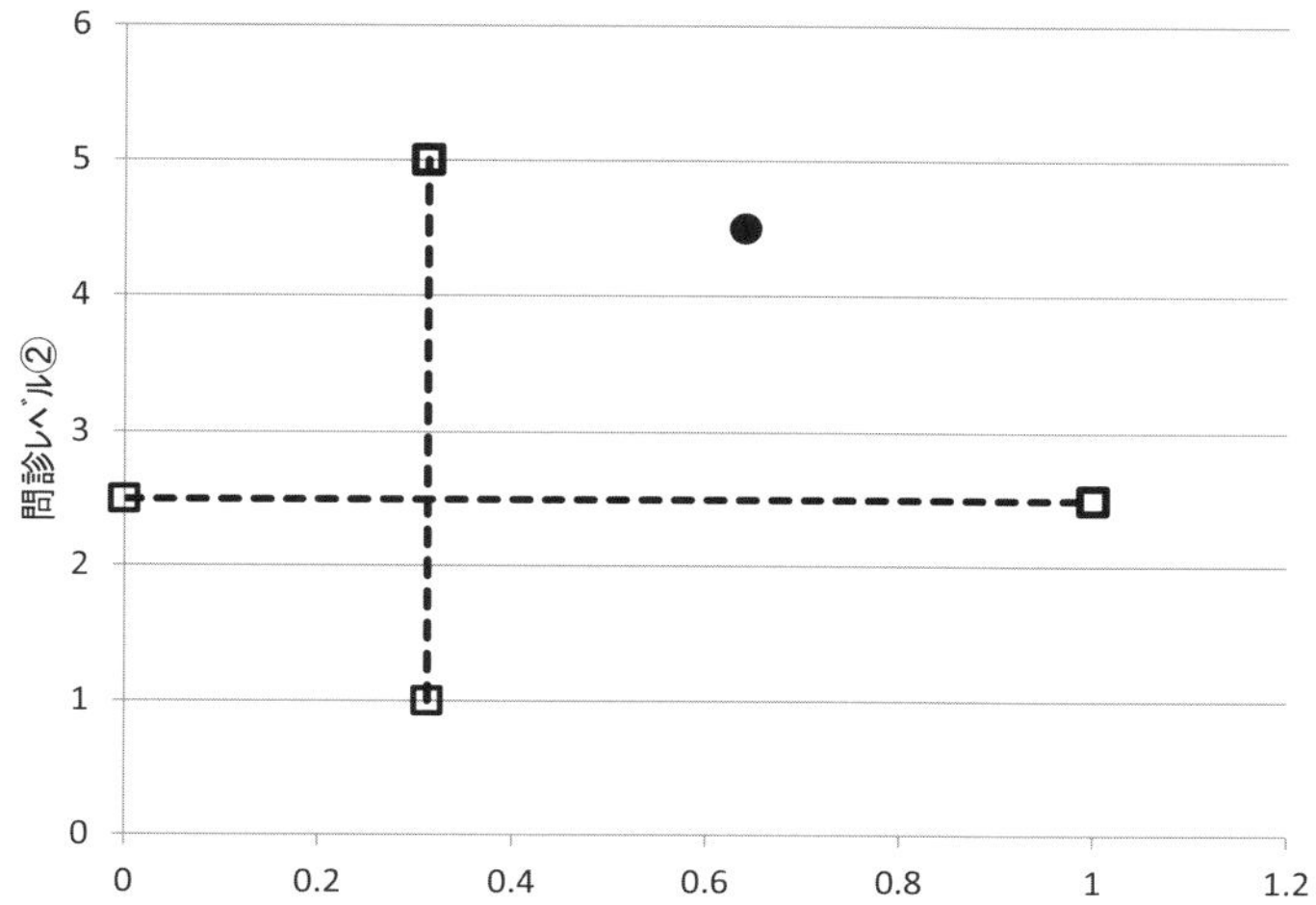

図 28.　身体負荷バランス（問診レベル②-GRM）

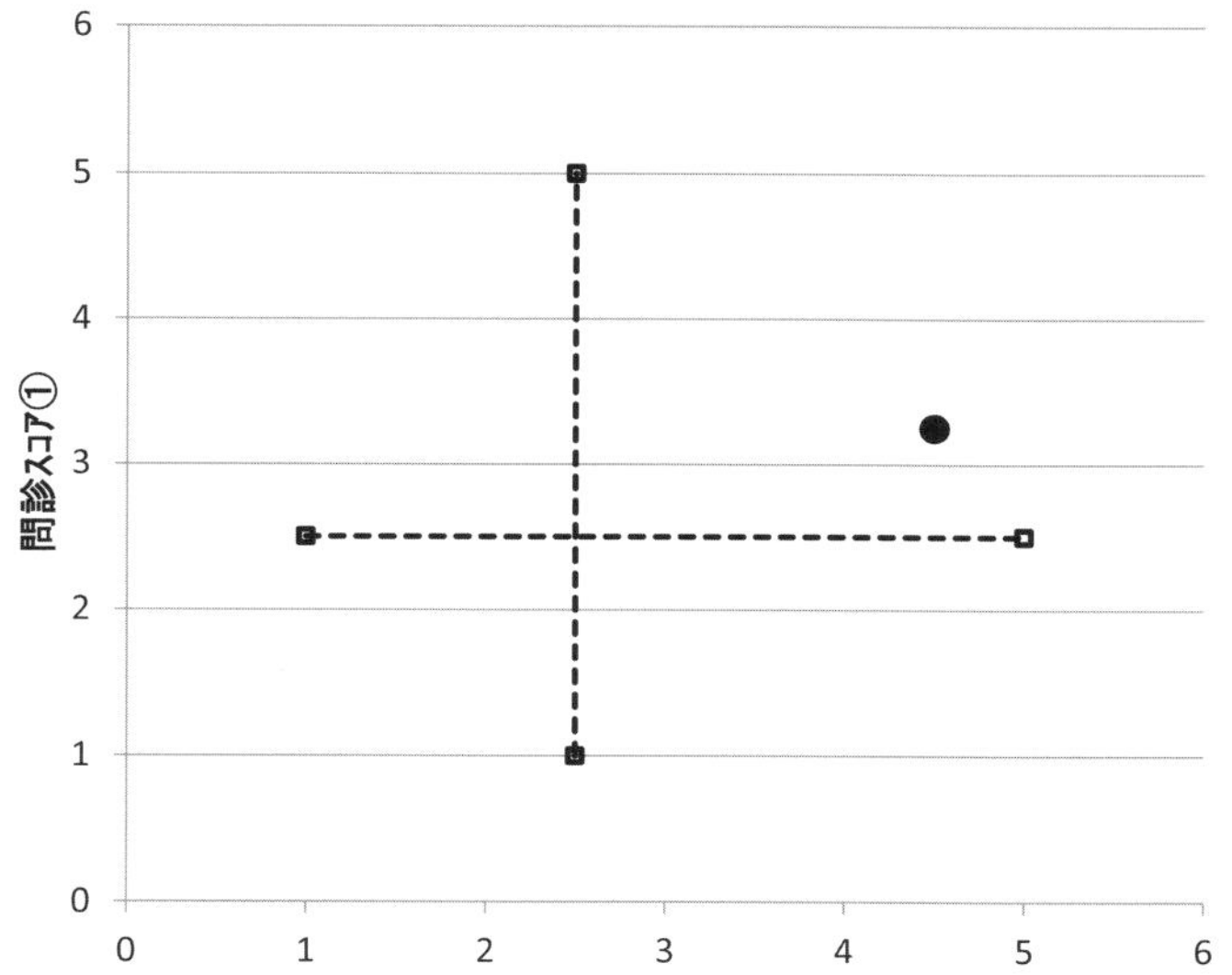

図 29.　心理バランス（問診スコア①-問診レベル②）

⑦生体バランス

前述と同様に、ＨＲＶ１－ＨＲＶ２（全身性‐局所性）の生体バランス分布図30を作成した。図では、それぞれ、４つに区分されている。左下は適正範囲、右上は適正外である。左上は縦軸優位の異常疑いⅠ、右下は横軸優位の異常疑いⅡを意味する。

（注）「全身的なストレスの生理学的指標レベル」と「局所的なストレスの生理学的指標レベル」のバランスをグラフ上に描出したものであり、「適正範囲・適正外・異常疑いⅠ・Ⅱ」に分類できる。また、○印は。前検査時の結果であり、●印は後検査時の結果であり、どのように変化したかが分かる。

⑧心理バランス

図31に精神心理バランス変化（問①‐ＧＲＭ）を示す。改善している。

図32に身体心理バランス変化（問②‐ＧＲＭ）を示す。改善している。

図33に負荷心理バランス変化（問①‐問②）を示す。改善している。

⑨指標による状態評価

病気の中には、自律神経機能の乱れが発症の誘因になったり、進行したりするものがある。しかし、現状では、自律神経をある程度評価する方法として、ホルモン測定、ＬＦ／ＨＦ値、酸化ストレス（活性酸素）などあるものの、定常化した自律神経を明瞭に評価する方法がない。その

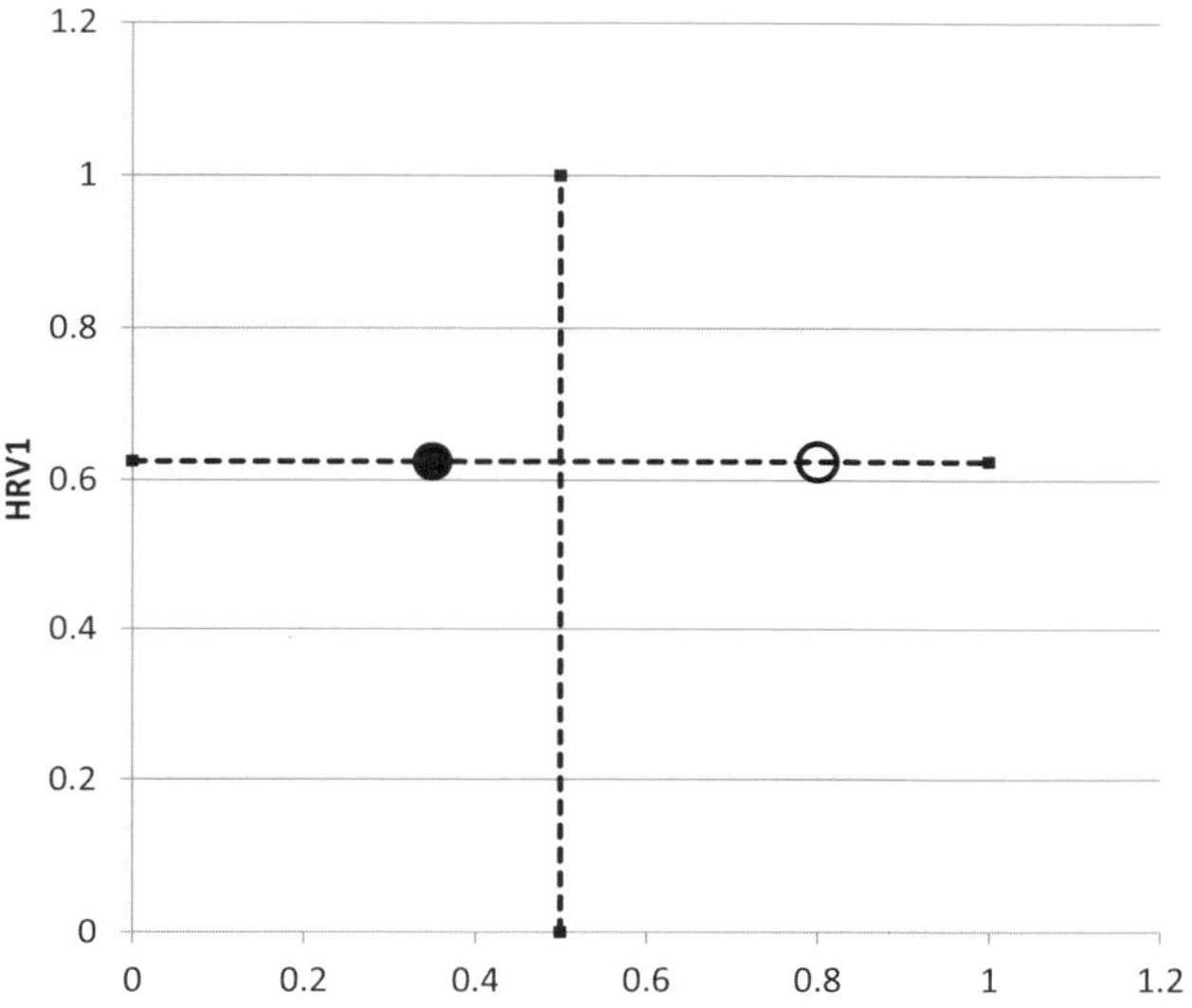

図 30.　生体バランス変化（HRV1-HRV2）

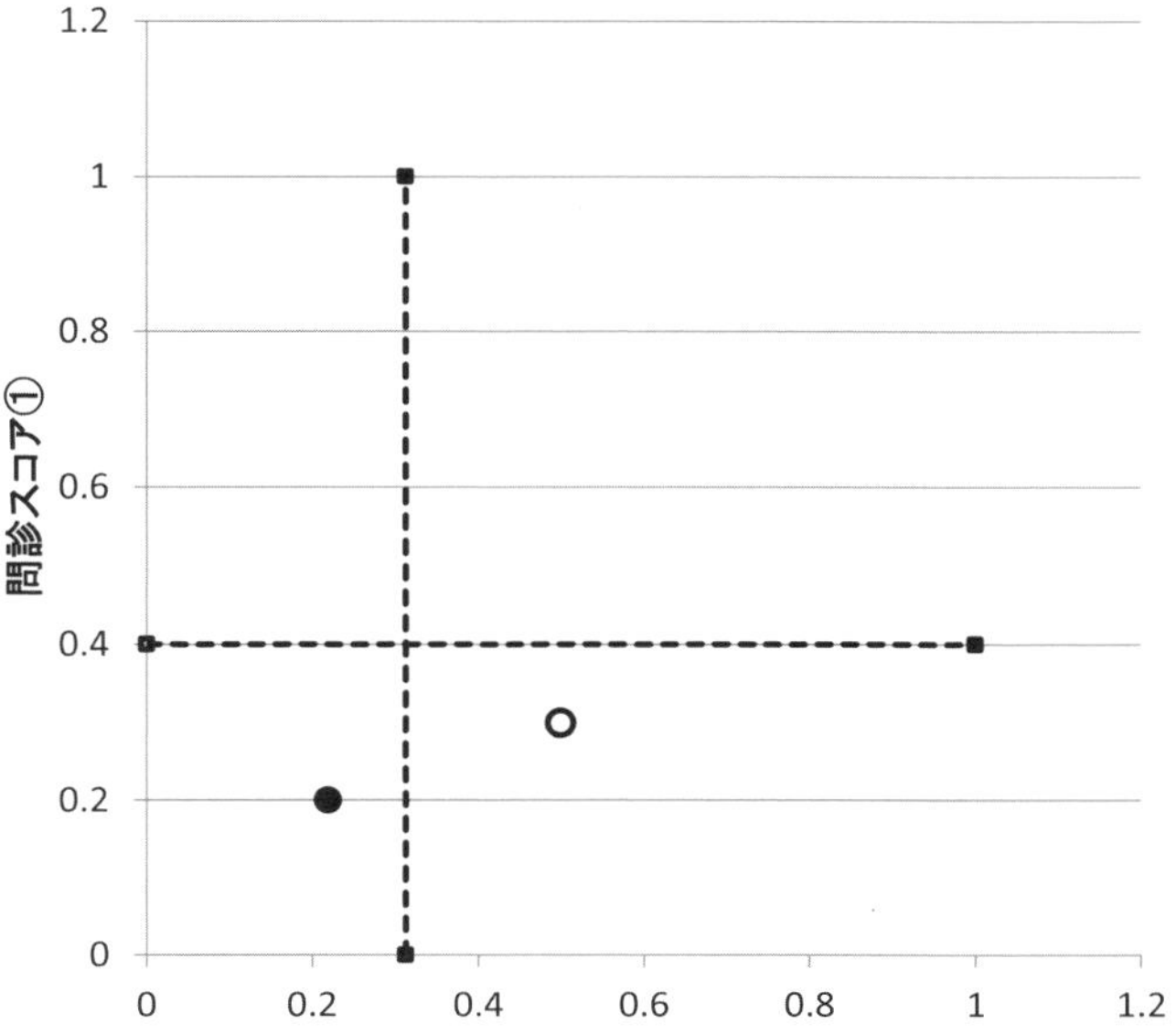

図 31.　精神心理バランス変化（問診①-GRM）

ため、自律神経の関与が疑われても、自律神経を改善させるための指標がない。自覚症状にたよることが多い。ストレス負荷は全身に作用するので病気の種類にとらわれず、病気が発症し易くなる指標が存在すれば、非常に多くの疾患の予防の手助けとなる。このたび、その指標となるであろうＨＲＶ１、ＨＲＶ２、ＧＲＭ（特許取得）を用いた評価方法を開発した。この検査の利用方法を検討した。この方法は、心拍変動分析で得られるパラメータを使用している。これら多数のパラメータは、適正外値から適正値へ、また適正値から適正外値へ移動する場合において、連動して一定のパターンをとり変動することが分かっている。この変化パターンを利用し、自律神経の状態評価と変動評価が行える。今まで行えなかった評価ができるようになったため、今後自律神経治療やヘルスケアにとって有用な武器になると考えられる。近年、ストレスに対する社会的関心は高まっている。平成26年、法律第82号（労働安全衛生法の一部を改正する法律）により、労働者の定期的なストレスチェックが義務づけられている（労働者50名未満の事業場は努力義務）。これを受け、国が推奨する57項目のチェック表を使用するところが多い。しかし、現在人間ドックではオプションとして、ストレス検診があるが、あまり普及していない。その問題点として、①「ストレス検診はほとんどがメンタルヘルスケアである。」こと、②「メンタルヘルスケアは、『うつ病』予防を主としている。」こと、③「うつ病」だけがストレスに関連するのではなく、他の疾患も非常に多いこと。④「ストレス検診では、フィジカルヘルスも取り入れたトータルヘルスケアが望ましい。」こと、などが理由として挙げられる。

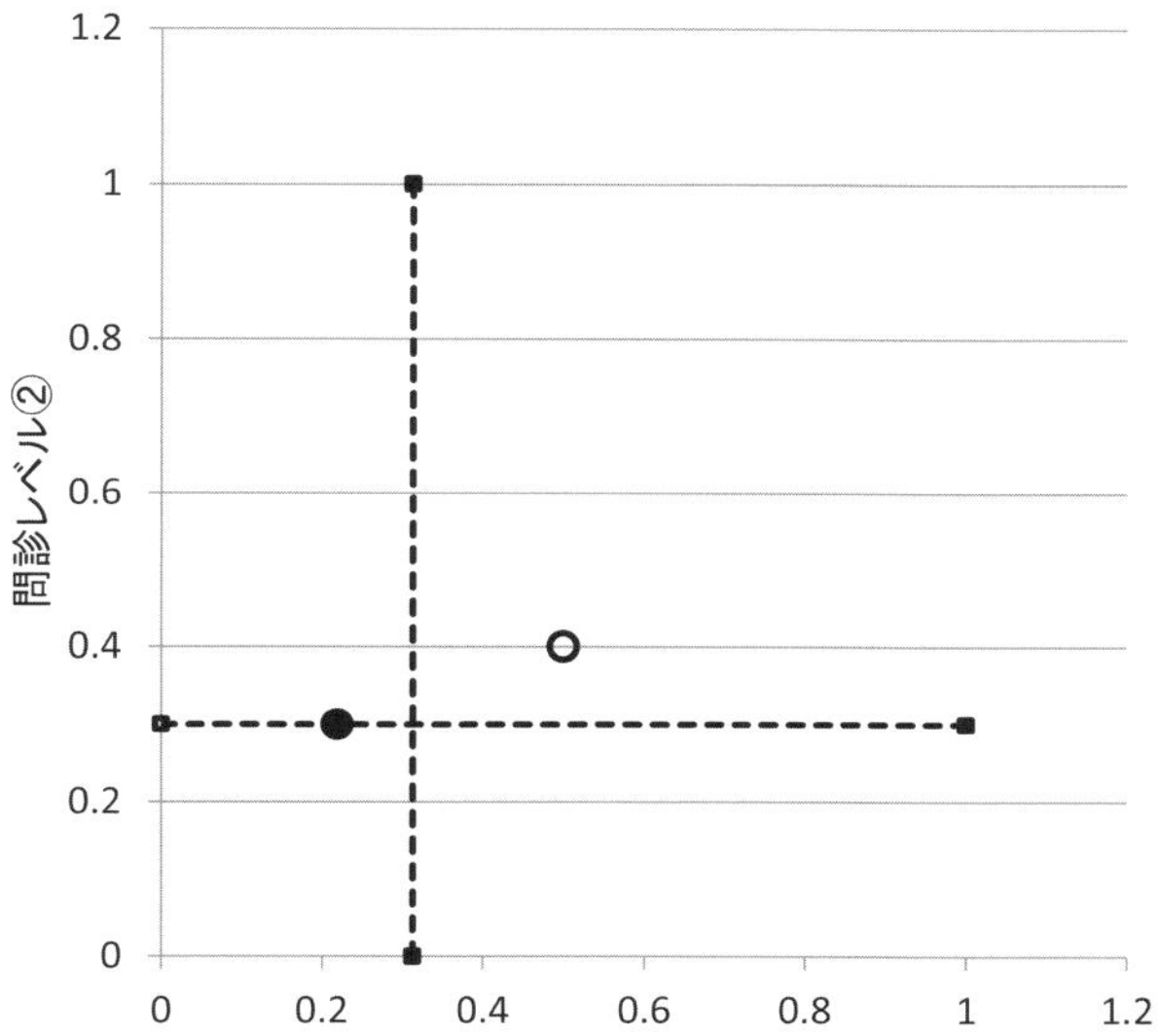

図 32.　身体心理バランス変化（問診②-GRM）

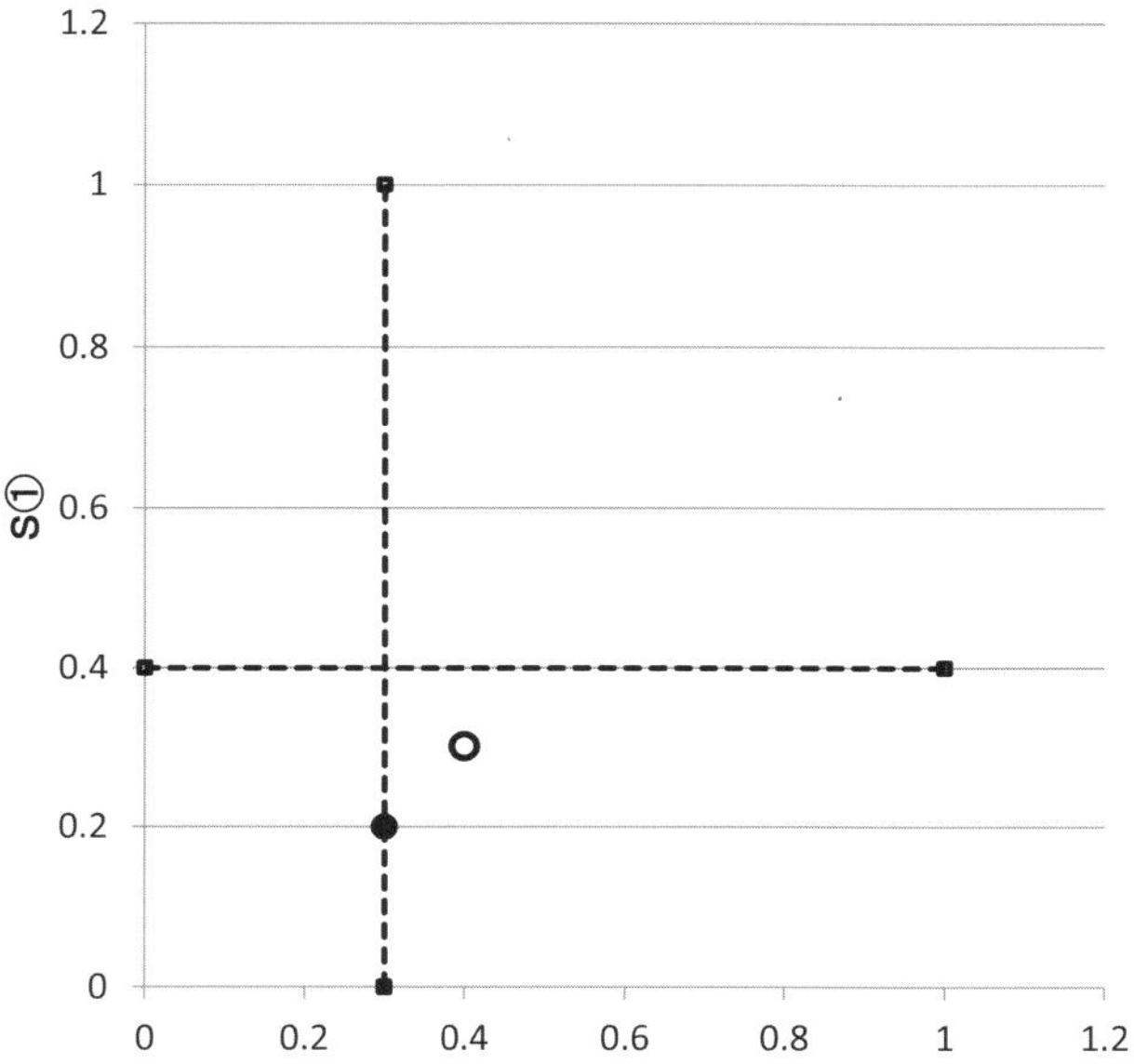

図 33.　負荷心理バランスの変化（問①- 問②）

⑩眼精疲労もストレス負荷に関与していることを数値で視覚化

眼精疲労は、目に対するストレス負荷の結果である。長時間の姿勢維持などに伴う身体負荷を伴っているため、精神的ケアだけでは解決できない要因がある。現在、評価の数値化は自覚症状に任せていることが多い。したがって、眼精疲労を生じさせている生体的負荷の蓄積を生理学的に数値化する必要がある。近見反応測定装置によるパラメータの測定方法を図に示す。図34は、周期的に往復運動する対象物を輻輳で追視している時の瞳孔中心位置の経時的変化を示している。図35は近見反応時の輻輳変化に伴う瞳孔径の経時的変化を示している。これらの基本計測値に基づくパラメータ設定を行った。

眼精疲労におけるパラメータ候補を列記すると、(i)近見反応時間：a／2、(ii)近見反応レベル1(径)：(c－b)／c、(iii)近見反応レベル2(面積)：(c2－b2)／c2、(iv)瞳孔径変化速度：2(c－b)／a、(v)輻輳レベル：e1、(vi)輻輳速度：2e1／a、(vii)輻輳速度補正値：1－10e1／a、(viii)見かけ近点：f、(ix)見かけ調節力：(100／f－2)D、(x)調節時間：a／2、調節速度：2(100／f－2)／aなどがある。症状と相関していた(vi)輻輳速度：2e1／a、(vii)輻輳速度補正値：1－10e1／a、を採用した。この指標に応じて、眼精疲労の数値的評価を行ったのが以下の2つの症例である。図36は、(i)「本を急に多く読むようになり、疲れが強くなって来院した症例」と図37は、(ii)「疲れがなかなか取れなかったのが、眼鏡の更新で改善した症例」である。(i)図36では、負荷パラ

近見反応検査での「輻輳」に関するパラメータ設定

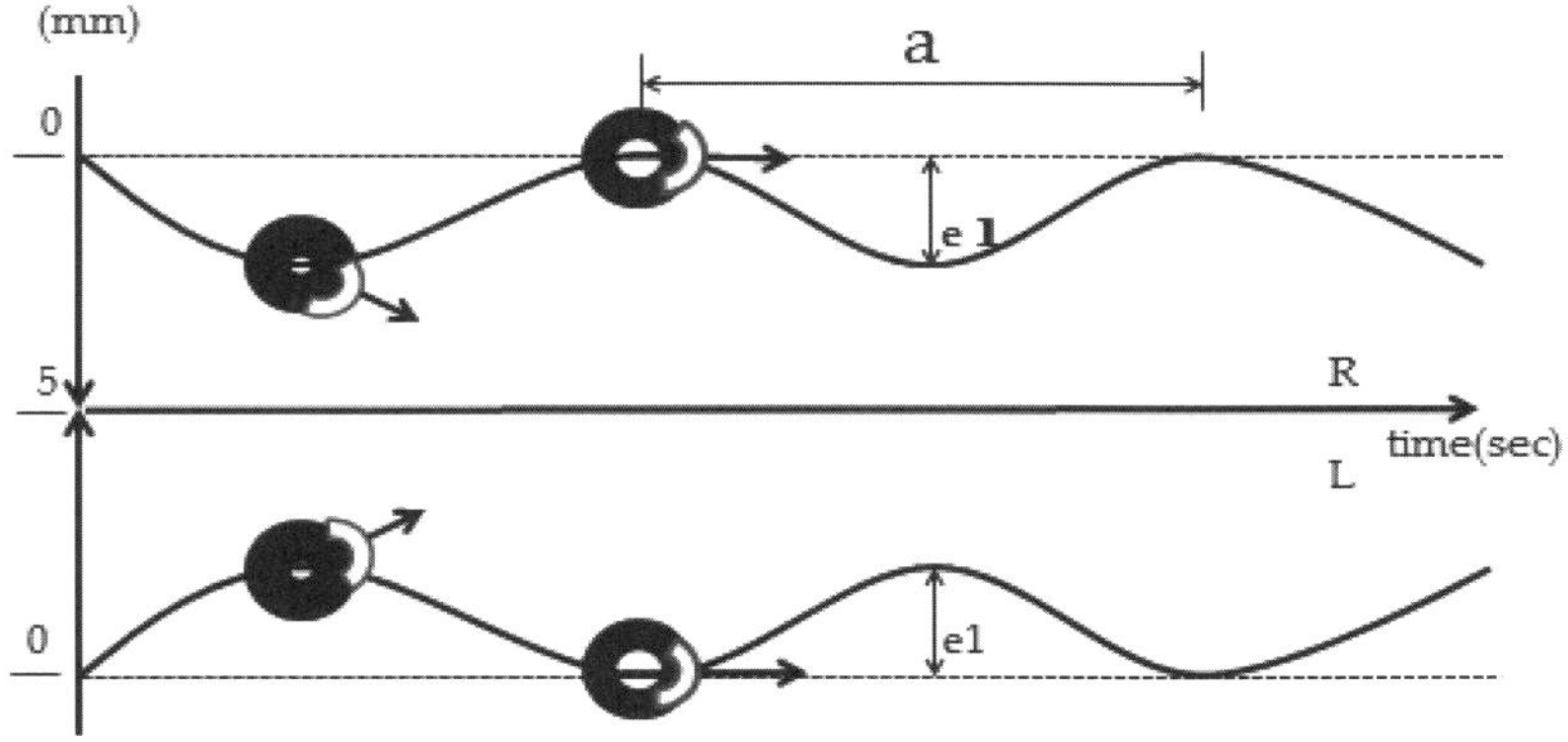

図 34.　輻輳変化

近見反応検査での「瞳孔」に関するパラメータ設定

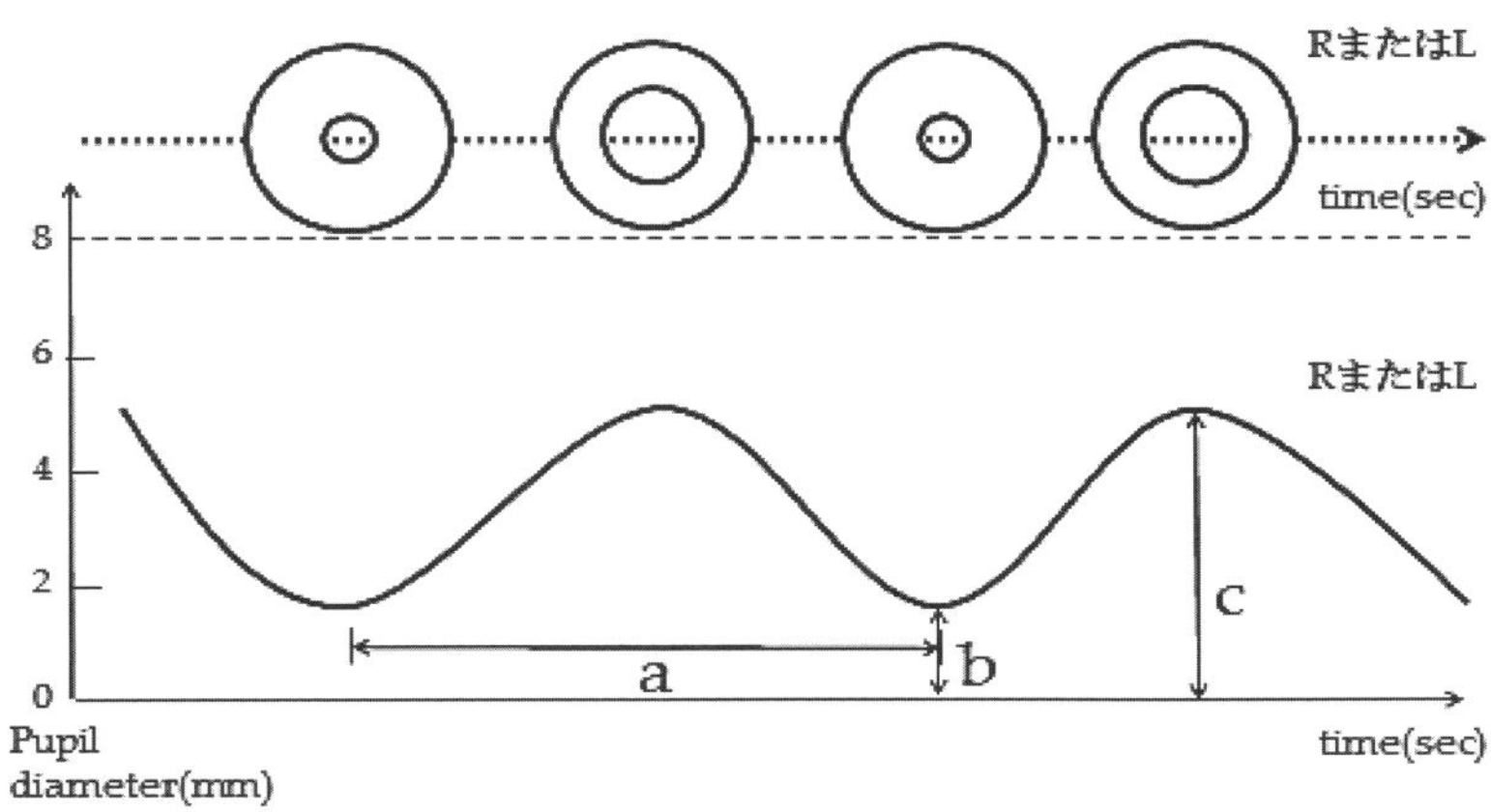

図 35.　輻輳時瞳孔変化

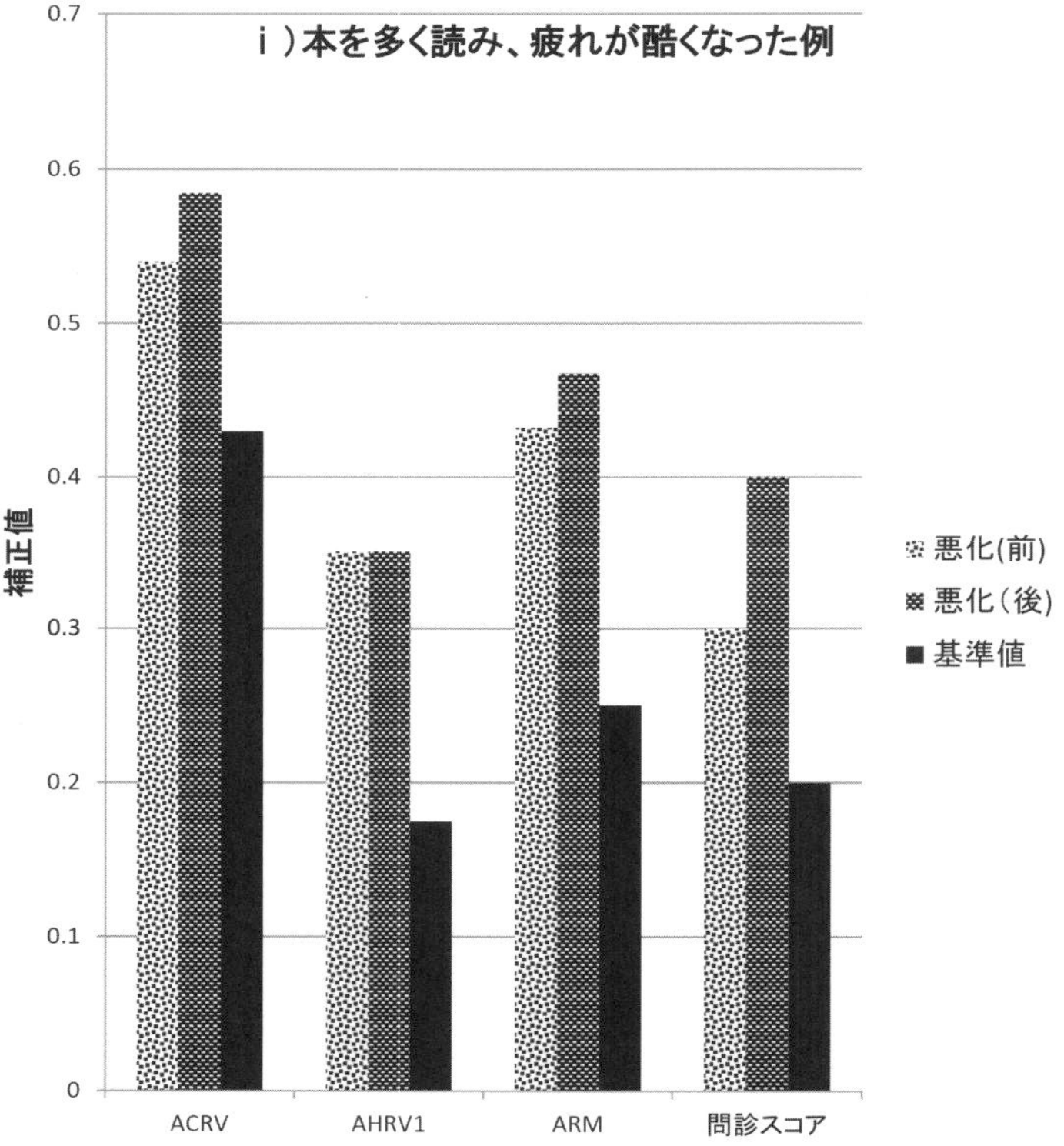

図 36.　　パラメータ変化 1

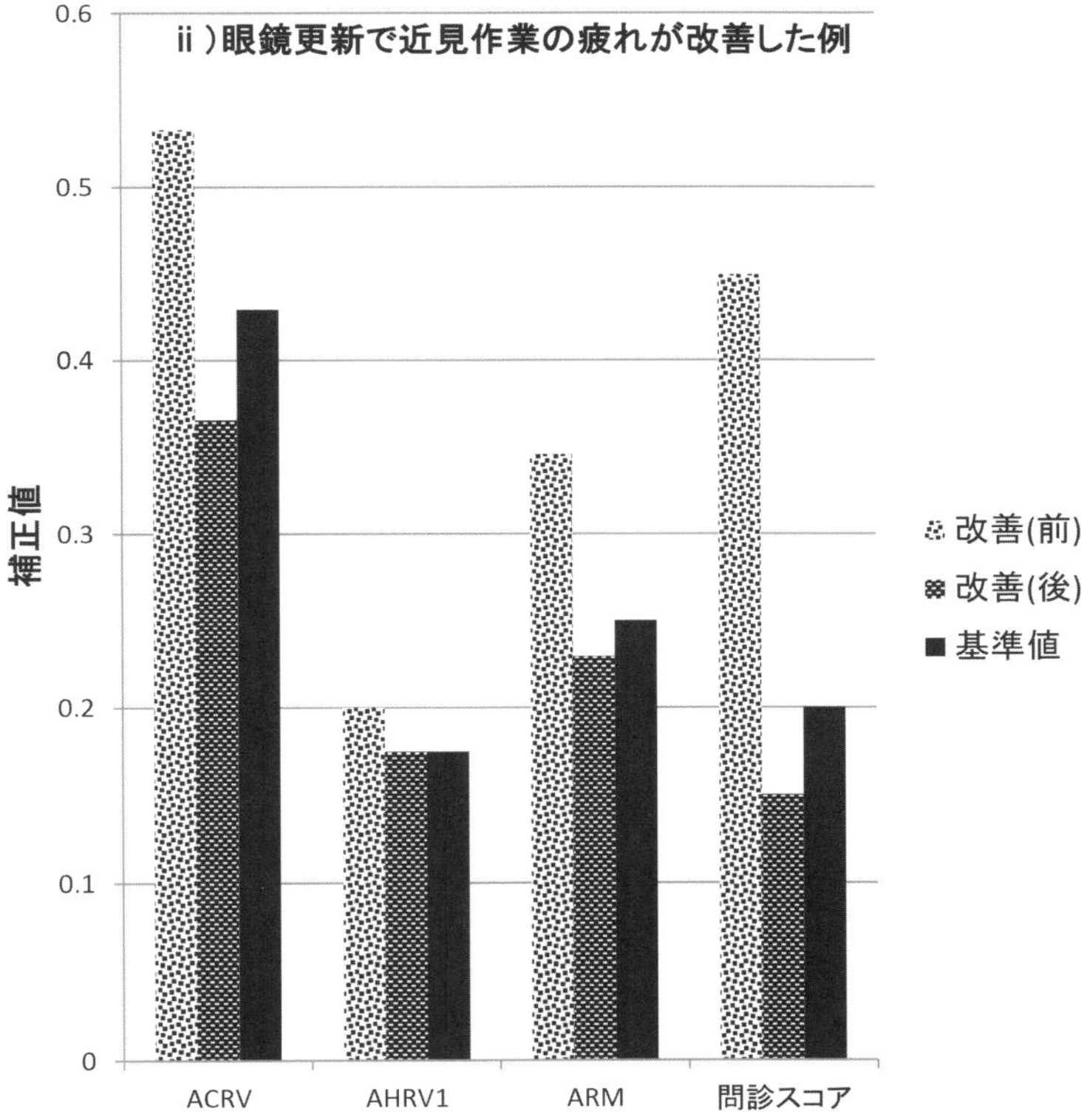

図 37.　　パラメータ変化２

メータが上昇し、適正値を超えている。以前の値より悪化している。（ii）図37では、適正値を超えていたパラメータ値が適正値上限以下に低下して改善しているのが分かる。

⑪末梢性と中枢性の問題 Ⅱ

［ストレスによる中枢と末梢の変化に対する生体関与］眼精疲労においては、症状（ストレス）レベルが高くＡＲＭやＨＲＶ１は高値となる。ＨＲＶ１が高値となれば緑内障は進行し易くなる。ＨＲＶ１は中枢性を、ＨＲＶ２は末梢性を反映している。他方、眼圧がこれらとどのように関連しているかに関しては、未知の部分も多い。ただ、眼圧変動が、ＨＲＶ１と強く呼応している人もあれば、ＨＲＶ２と強く呼応している人もいる。その程度は様々である。〝硝子体と脳脊髄液間の薄い篩板による眼圧緩衝作用低下の違い〟と考えている。このことは、眼圧変動と、ＨＲＶ１またはＨＲＶ２の変動との相関性を見ることで予想される。解剖学的に見れば、眼球内の硝子体圧は中枢の髄液圧と接しているため中枢は眼圧の影響を受け、素早く眼圧適正に戻そうと働く（オートレギュレーション）が、抹消性に関与する臓器ではタイムラグがあると考えられる。したがって、ＨＲＶ２では、反応が遅れる末梢性要因を反映していると考えられる。これらは、解剖学的にも生理学的にも矛盾しない。このことは、「ストレス変化に対し、脳活動は正常を保とうと反応し、末梢活動は様々な要因があり即応できないと考えられる。したがって、ＨＲＶ１は中枢を反映し、ＨＲＶ２は末梢を反映していると考えられる。

第5章　新しい〝ストレス〟評価システムの創設

一、システム化に向けた基礎研究成果の応用

①基礎的パラメータによるストレス関連疾患共有パラメータの開発

緑内障の進行と相関するＧＲＭパラメータは、ＨＲＶ１パラメータとＨＲＶ２パラメータの合成である。眼精疲労の重症度と相関するＡＲＭパラメータは、ＨＲＶ１とＡＣＲＶ（輻輳速度の補正値）の合成である。

ＨＲＶ１は緑内障と眼精疲労の両方に共通のパラメータである。ＨＲＶ１は緑内障と眼精疲労で共有する進行リスクと相関する。ＨＲＶ１は全身ストレス負荷関連パラメータなので、ストレス関連疾患では、ＨＲＶ１パラメータの悪化は、ストレス関連疾患のリスク増大を意味する。眼科ストレス関連疾患には、緑内障や眼精疲労がある。また、他科におけるストレス関連疾患は、診療内科からの報告では、気管支喘息、本態性高血圧、狭心症、脂質異常症、糖尿病、胃・十二指腸潰瘍、過敏性大腸炎、筋収縮性頭痛、慢性蕁麻疹、アトピー性皮膚炎、円形脱毛症、慢性関節リウマチ、腰痛症、夜尿症、メニエール病、下痢・便秘、片頭痛、うつ病、不眠、適応障害、生活習慣病、癌、老化、などがある。眼科関連では花粉症の悪化、加齢黄斑変性、白内障など多岐に渡っている。これらの疾患は、レベルは異なるが、すべてが自律神経と何らかの関連を持っ

ている。そのため、「ストレス関連共通進行因子と各疾患固有の進行因子を持っている」と考えられる。共通因子としてHRV1を開発した。HRV2、GRM、ARM、ACRVも部分的には関与している。

他のストレス関連疾患においても、HRV1との関係が深ければ、全身的ストレスとの関連性が高いと考えられる。総合的なストレスとの関連性は、局所性ストレス関連パラメータと全身性ストレス関連パラメータとの総合性で決まる。

②ストレス対策により、将来に何を期待するか？

現在既に高齢社会を迎えていますが、高齢化社会はさらに進んで行くと考えられます。よりよい未来を築くためには、健康寿命を延ばす必要があります。そのためには予防医療を欠かすことはできません。そして予防医療を効率的に進めるには、AIの活用が欠かせません。この度、その1つとして新しく考案したのが〝イズダス健康度検査システム〟です。この検査システムでは、通常の検査では得られない情報が得られます。この結果に基づき生活習慣の改善や健康増進法の選択と変更がより適切にできます。健康状態に不安がある人、または将来の健康に不安がある人など、健康志向の人が対象となります。イズダスは打倒ストレスを意味し、健康寿命を延ばすことに貢献します。

（注）【イズダス研究所】独自のヘルスケアシステムで健康長寿社会を目指す研究所

③設定パラメータによる疾患別進行度分類

図38、39では、疾患における進行リスクマーカー分布を示したものである。○は非進行、●は進行を示し、進行リスクが明瞭に区分されているのが分かる。「緑内障における進行群と非進行群は明らかに異なる集団である（図38）。」ことが分かる。また、「眼精疲労における軽症群と中重症群は明らかに異なる集団である（図39）。」ことが分かる。

（注）○：緑内障・眼性疲労非進行群　●緑内障・眼精疲労進行群を示す。

〈疾患別パラメータ分布〉

二、AIによるシステム構築の理念

①何のため健康になりたいのか？

健康でありたいと願うのは、心の不安を取り除くためである。心の不安は、自然の恵みを満喫する心を抑制して、人を〝幸福〟から遠ざけてしまう。では、何をもって健康と言えるのであろうか？　必要な条件をあげると、

①生体の1つ1つが自分の意志で自由に動き、機能を正しく果たしていること。

②生体の機能を、いつまでも正常でいさせようとする日々の生活（食事・睡眠・運動・趣味）に対し配慮できる余裕があること。

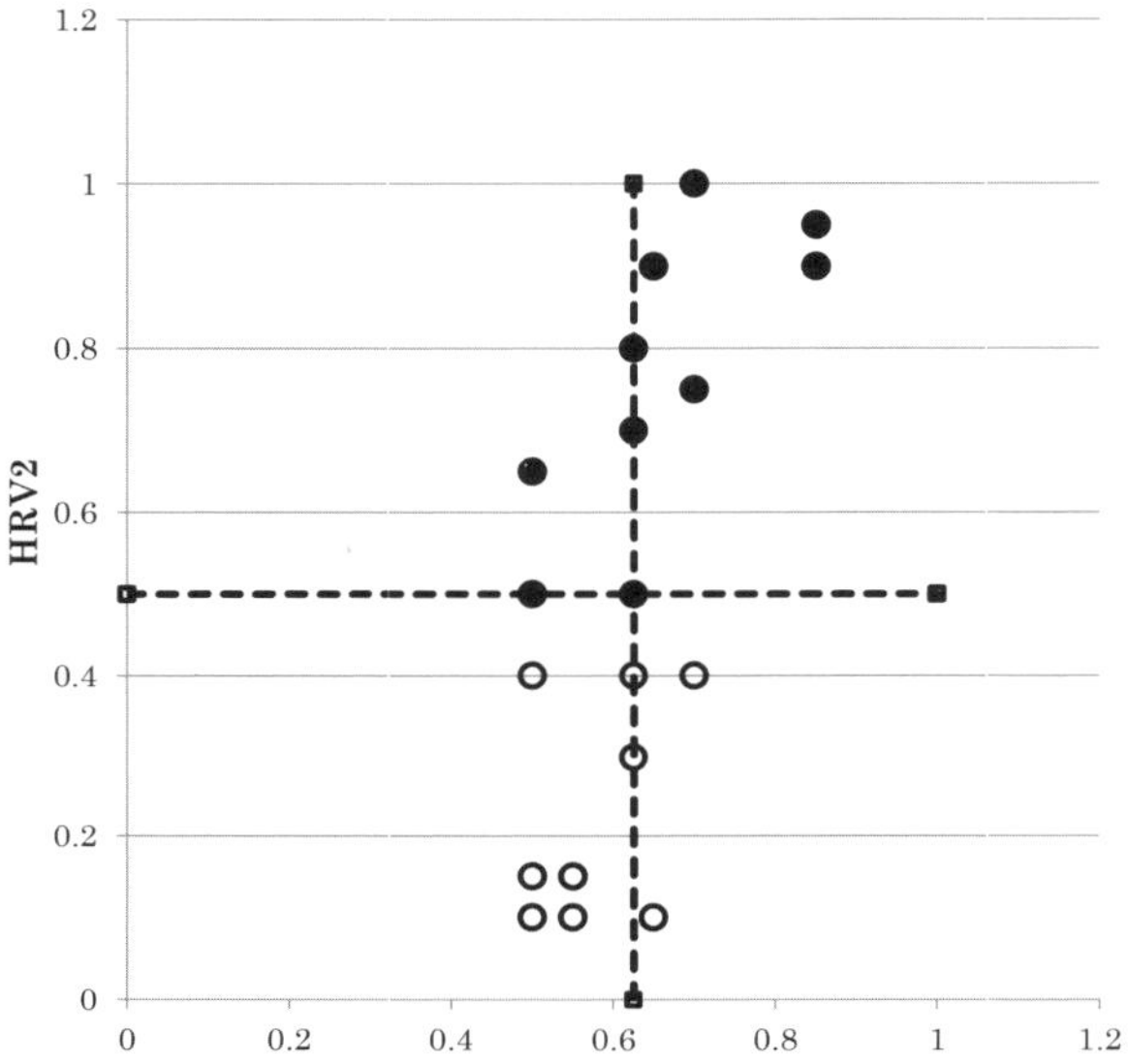

図 38. 緑内障生体バランス（HRV1-HRV2）

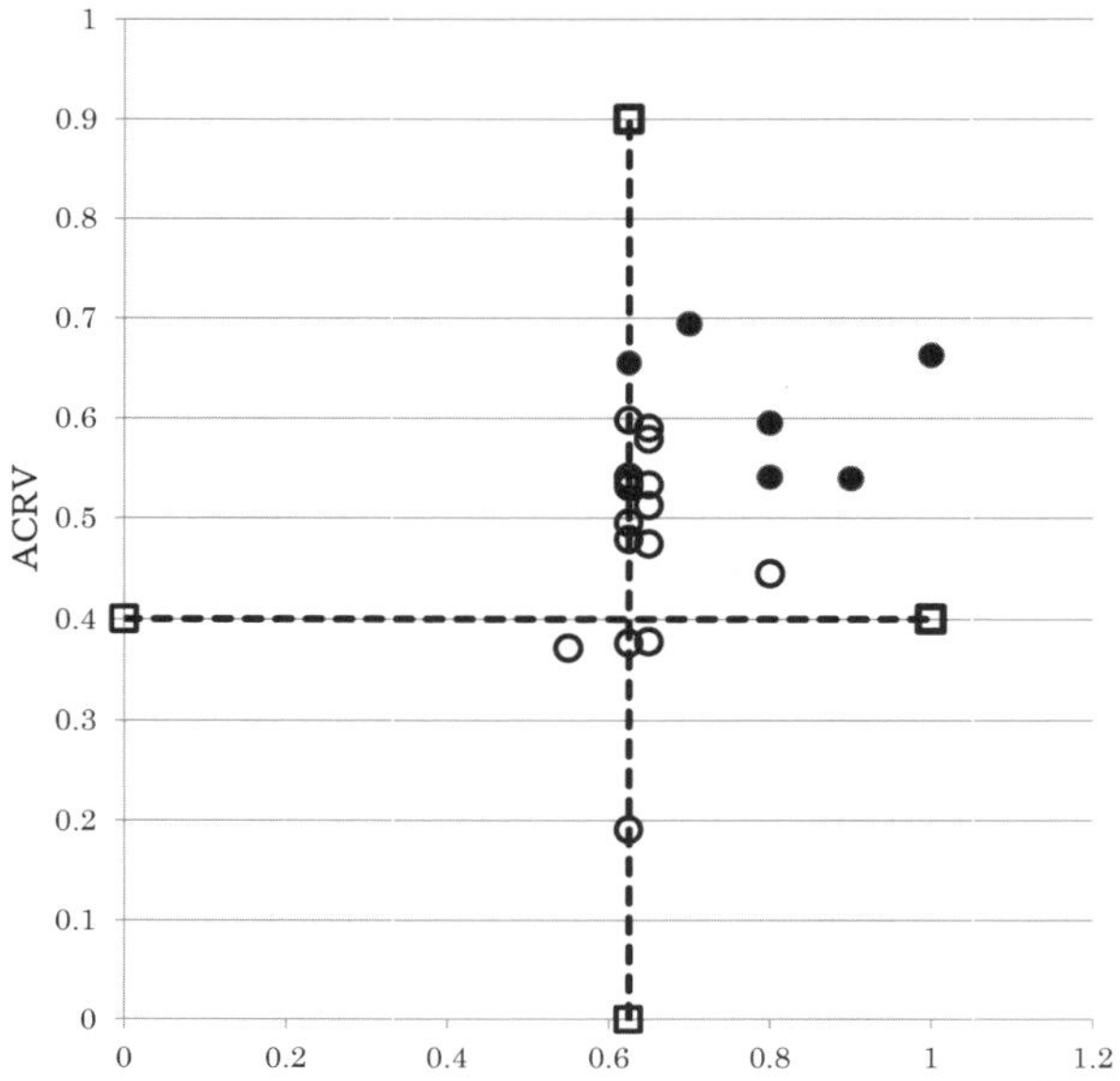

図 39. 眼精疲労生体バランス（AHRV1-ACRV）

③健康は幸福の源であるという意識とともに、健康的である日々の生活を享受できる心の余裕があること。
④健康的生活を維持するため、豪奢ではなくとも、最低限の生活は可能である経済的ゆとりがあること。
⑤健康的であることの喜びを維持しようとする日々の心のゆとりをもつ哲学があること。
（注）健康志向とは、「①〜⑤をサポートすることが可能な環境を目指している」ことを意味する。

②ヘルスケアの目的

ヘルスケアの多くは、ヘルスケア志向のある健康な人を対象としている。医療を受けている人にとっても、治療以外にヘルスケアは必要である。ヘルスケアは、すべての人をより健康にするものでなくてはならない。ヘルスケアは健康な人をより健康にし、病気の人を元気にすることが期待される。病気の前段階の人を、健康にし、病気の人の進行を予防する効果のあるものを、ヘルスケアは目指さなくてはならない。それらを補強するデータに基づいて、ヘルスケアの将来像は築かれるべきである。

③ヘルスケア活動における理念

ヘルスケア活動をする場合、日々の生活に根差した活動が大切になってくる。そのためには、

（ⅰ）家族の健康を重視する。（ⅱ）ヘルスケア利用者の健康増進に努力する。（ⅲ）ヘルスケア活動が、健康長寿社会に繋がるように努力する。以上が大切である。

④日常生活における様々な疑問と展望

（ⅰ）われわれは、「体が感じていることと、頭で感じていることが同じであろうか？」と思うことはないだろうか？

（ⅱ）（ⅰ）のようなことは40歳を過ぎる頃から感じることが多くなるであろう。気持ちは若いつもりであっても、若かった頃のように体がうまく動かない。という経験は中年を過ぎると多くの人が経験することである。

（ⅲ）「肌が実年齢より若い」と言われたとしても、健康であるかどうかは別である。

（ⅳ）実年齢と全身的体の機能のずれがどの程度あるかに重向きを置いたものではなく、年齢に関係なく①自分の意識している体の機能と現実に備わっている機能のずれを調べるための装置である。また、適正値や過去の自己データからのずれを調べる装置である。

（ⅴ）心理的に、過剰に病態を意識している場合がある。逆に、病態を過小評価している場合もある。このずれが大きくなると、病状も悪化し易い。これを調べる装置である。

（ⅵ）現在の症状が、局所的問題で生じているのか、全身的問題で生じているのかを調べる装置である。

（vii）治療的手段を行った場合、良くなったかどうかの評価、またその変化の過程で、生体が活性化に向かって働いたのか、抑制的に働いたのかが分かる装置である。

（viii）個体に加わる負荷により、生体が、活性化または抑制されているのかどうか、その影響によりどのような活動を取っているのか、その変化はどうなのかが分かる装置である。

（ix）生体の一部の変化以外にも、それらが連動して、良い方向に変化しているのかどうかが分かる装置である。

（x）個々の状態の評価と共に、生体がどちらに向かおうとしているのか、悪化変動し易い位置にあるのかどうか分かる装置である。総合的変化に対し、末梢と全身でどちらが主体になって生体に影響を与えているかが分かる装置である。

⑤予防医療を行う上での理念と検査目的

（Ⅰ）理念

予防医療により健康寿命を伸ばすことを目標とする。

（Ⅱ）検査の目的

（１）生理的身体変化を心理的に正しく捉えているかどうか明らかにすること

（２）精神由来の心理が、生理的身体変化とどの程度相関しているか明らかにすること

（３）生体由来の心理と精神由来の心理のバランスを明らかにすること

（4）「全身の状態レベル」と「末梢の状態レベル」のバランスを明らかにすること

（5）生体にかかっている負荷の強さのレベルが基準に比較してどの程度かを明らかにすること

（6）生体反応の流動性と連動性が保たれているかどうかを明らかにすること

（7）個人において、生体活動が適正か、負荷は適正か、活動は抑制または活性的であるかを明らかにすること

（8）変化し易い体質なのか明らかにすること

（9）変化時の抑制・活性どちらか明確にすること

（10）トータル的には、基準値に比較し、良好、不良、ボーダーなのかを明らかにすること

以上の結果に基づき予防医療を実現する。

⑥身体・精神由来の心理と生体の状態に関する質問

—あなたは、どう思いますか？—

（i）あなたは、生理的な身体変化を心理的に正しく捉えていると思いますか？

・・・（はい、いいえ）

（ii）あなたは、御自分の精神的由来の心理が、生理的身体変化と相関していることを認識できますか？

・・・（はい、いいえ）

（iii）生体由来の心理と精神由来の心理のバランスはよく保たれているとお考えですか？

(ⅳ)「全身の状態レベル」と「末梢の状態レベル」のバランスはうまく行っているとお考えですか？　・・・(はい、いいえ)

(ⅴ) 生体にかかっている負荷の強さのレベルが一般に比較して強くなっていると思われますか？　・・・(はい、いいえ)

(ⅵ) 生体反応の流動性と連動性は保たれていると思われますか？　・・・(はい、いいえ)

(ⅶ) あなたの生体活動は適正内と思いますか？　・・・(はい、いいえ)

あなたにかかっている負荷は適正と思いますか？　・・・(はい、いいえ)

自己の生体は抑制または活性的のどちらにあると思いますか？・・・(抑制的、活性的)

(ⅷ) 病状が悪化し易い体質ですか？　・・・(はい、いいえ)

(ⅸ) 活動時に生体が抑制・活性どちらに反応しているかを感受できますか？　・・・(はい、いいえ)

(ⅹ) あなたの活動状態はトータル的には、一般と比較してどちらと思いますか？　・・・(適正、良好、不良)


貴重な回答ありがとうございます。検査ではこれらにＡＩがお答えしています。

三、AIによるシステム構築の実際

AIの deep learning を利用した情報処理により得られた結果の全自動描出化。

①AI活用の意義

AI活用方法は1つではない。AIというと、顔面認証などの画像技術ばかりが注目されている。そして、数百万単位のデータを入力することで、多くのことを解明しようという手法である。優れた方法である。しかし、社会は、それほど単純でもない。この考えをすべての事象に当てはめて考えようとすることには無理がある。例えば、この手法で人の生理的変化を捉えようとすると、言葉を介在にするが、言葉と生理的変化は必ずしも一致していない。そのため、本来求めている「回答」が得られない事例が無数にある。また、囲碁でAIが勝ったとしても、囲碁のルールが変われば、再編集しなければAIは無用になる。再編集はたやすくは無い、即応性がなくなる。予期しない事では無力である。また、人間心理と生体との関係をAIで解決するためには、「紛れ込むフェイク情報をどう処理するか」が問題である。膨大な一般情報の場合、フェイクに思えて真のこともある。信頼できないデータをすべて排除することは不可能である。信頼できるデータを故意的に排除する危険性も出てくる。このことが解決できなければデータすべての信頼度が失われる。

図の例1、2は、得られた検査データを入力するだけで、生体の状態を評価できるシステムである。項目別に結果とコメントが自動描出される。図40の例1は、「問診なし、1次検査」の場合、図41の例2は、「問診あり、1次検査」の場合を示す。

前述の入力から出力に至る仕組みは、図42のようなＡＩのディープラーニングを利用している。さらに、再検査（２次検査）した場合（図43）も、同様に入力するだけで、自動的に病態変化の評価が得られる。初回時と異なり、初回に比較してどう変化したかの評価コメントが描出される。ヘルスケア後の評価や、悪化を心配している場合、定期検査などに有用である。図44の、例3は「問診なし、２次検査あり」、図45の例４は「問診あり、２次検査あり」を示す。

「問診なし、1次検査」の場合

①入力画面

検査		結果
分類	項目	1次
心拍変動分析	LF	48.15
	HF	48.19
	LF/HF	0.999
	RMSSD	14.997
	HF/RMSSD	0.4272
	SDNN	23.121
	TP	332.95
	m-HR	58
	VLF	236.61
	Y	68
眼圧	IOP	18

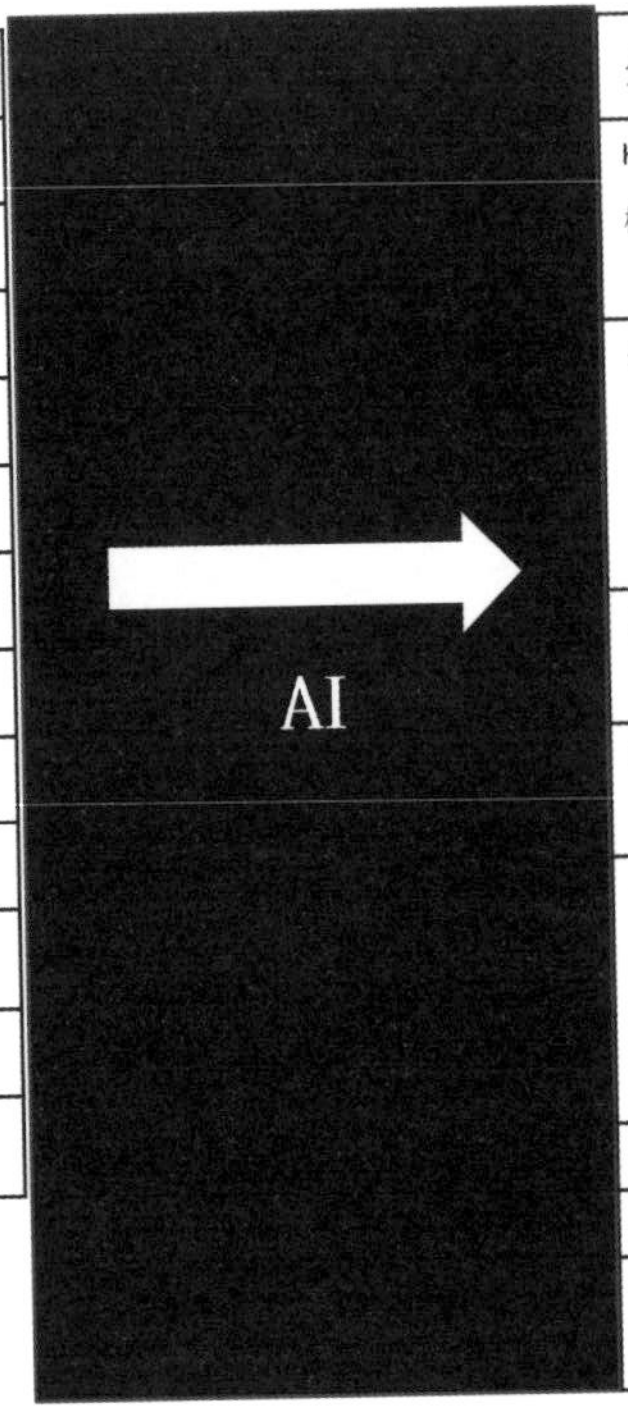

①出力画面

分類	項目	結果	コメント
HRV 検査	HRV1	0.625	全身性負荷はボーダー
	HRV2	0.5	局所負荷はボーダー
	GRM	0.3125	ボーダー
生理バランス	生体区分（1～9）	5	生体負荷は中等度
	C、D区分	C	生体負荷はない
	バランス負荷レベル	O	全身と局所の負荷バランスは良好
	全＜局＜両	両性	全身・局所優位性は両同レベル
流動性	レベル（1～10）	6	負荷レベルは高く強い
	評価	境界	流動性は不良である
連動性	レベルA・C（0.1-0.5）	4	パターン進行度は不良
	連動性（1～9）	6	連動性はあるが減弱している
活動性 負荷反応性	総合評価（4以上）	5	総合的活動性は適正範囲
	活動	1.5	活動はボーダー
	負荷	1.5	生体負荷はボーダー
	活性レベル	0.5	活性レベルは低い
体質	体質レベル	2.5	悪化し易すい状態では無い
活性度			
適正性	レベル（総評価）	0.4	総合的適正性は不良である
	適正度	0.325	総合適正性は適正外である

図 40. AI を使用した初回健康状態評価 ［例 1］

②入力画面

「問診あり、1次検査」の場合

②出力画面

検査		結果
分類	項目	1次
心拍変動分析	LF	56.208
	HF	58.785
	LF/HF	0.956
	RMSSD	15.752
	HF/RMSSD	0.4272
	SDNN	22.53
	TP	198.28
	m-HR	63
	VLF	83.293
	Y	74
眼圧	IOP	22.5
問診	①SNA	別図①
	②STA	別図②

設問	①	②
1		
2		
3		○
4	○	
5		○
6		
7		○
8	○	
9		○
10	○	
11	○	○
12	○	
13		○
14	○	○
15		
16		○
17		○
18	○	○
19		○
20		○
21		○
22		
23	○	
24		○
25		
26		○
27	○	
28		
29		○
30		
31	○	○

AI

分類		結果	コメント
問診	**問診①スコア**	3.25	精神的心理状態は適正外である。
	問診②レベル	3.25	身体的心理状態は適正外である
HRV 検査	**HRV1**	0.625	全身性負荷はボーダー
	HRV2	0.5	局所負荷はボーダー
	GRM	0.3125	総合的負荷はボーダー
精神心理	**全区分（1～9）**	6	精神的心理バランス・レベルは適正外
	矛盾区域	なし	精神心理状態に矛盾なし
身体心理	全区分	6	身体的心理バランス・レベルは適正外
	矛盾区域	なし	身体心理状態に矛盾はない
心理バランス	全区分	9	精神・身体的心理バランスは適正外
	矛盾区域	なし	精神・身体心理バランスに矛盾なし
生理バランス	**生体区分（1～9）**	5	生体負荷は少ない
	C、D区分	C	生体負荷は適正内である
	バランス負荷レベル	O	全身と局所の負荷バランスは良好
	全＜局＜両	両性	全身・局所優位性なく、両方同レベル
流動性	レベル（1～10）	6	負荷レベルはボーダー
	評価	境界	流動性はボーダー
連動性	レベルA・C（0.1-0.5）	2	パターン進行度は良好
	連動性（1～9）	4	連動性はあるが減弱している
活動性 負荷反応性	総合評価（4以上）	5	総合的活動性は適正範囲
	活動	1.5	活動はボーダー
	負荷	1.5	生体負荷はボーダー
	活性レベル	0.5	活性レベルは低い
体質	体質レベル	7	悪化し易い状態である
活性度			
適正性	レベル（総評価）	0.2	総合的適正性は良好である
	適正度	0.2875	総合適正性は適正内である

図 41．AI を使用した初回健康状態評価［例 2］

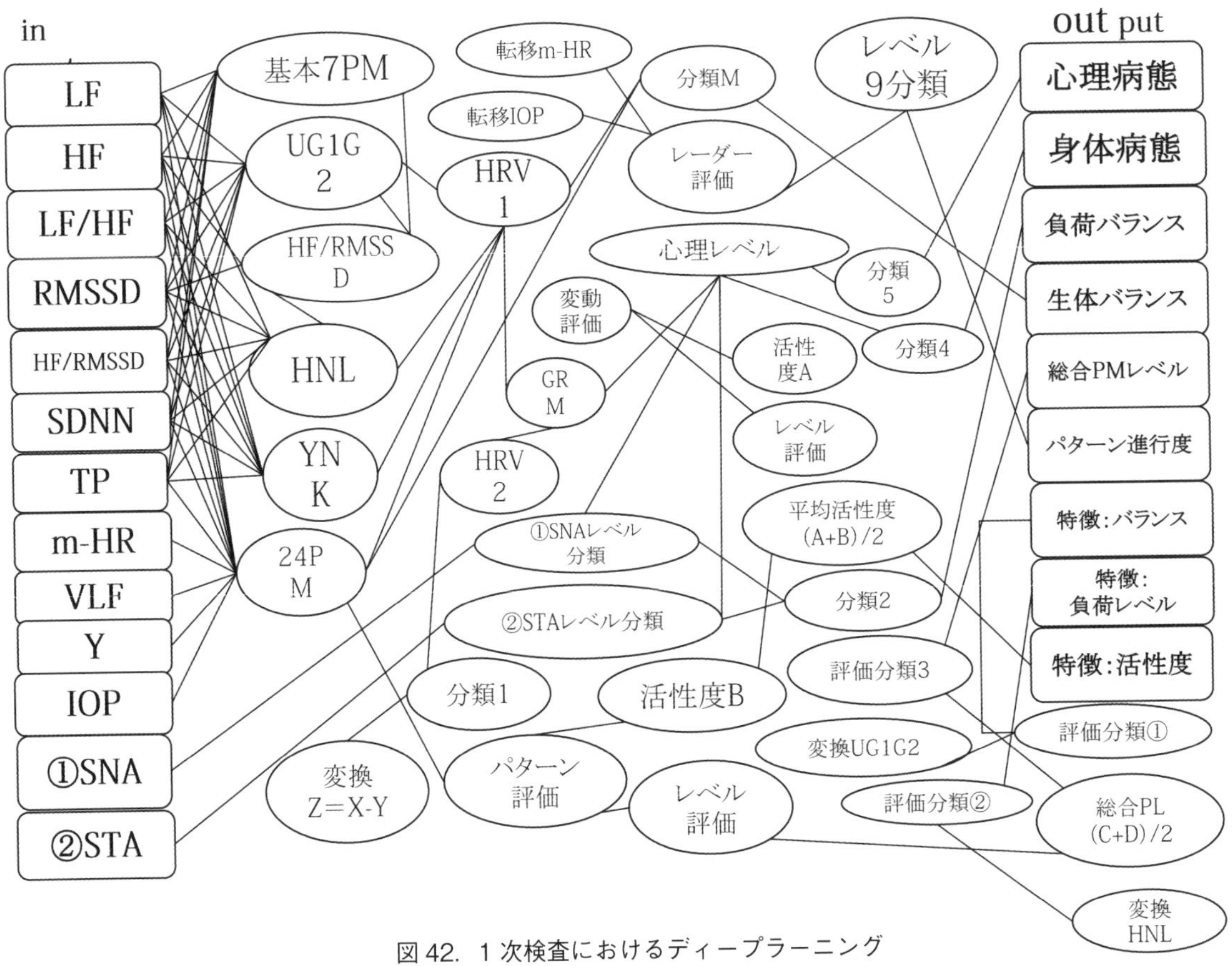

図42. 1次検査におけるディープラーニング

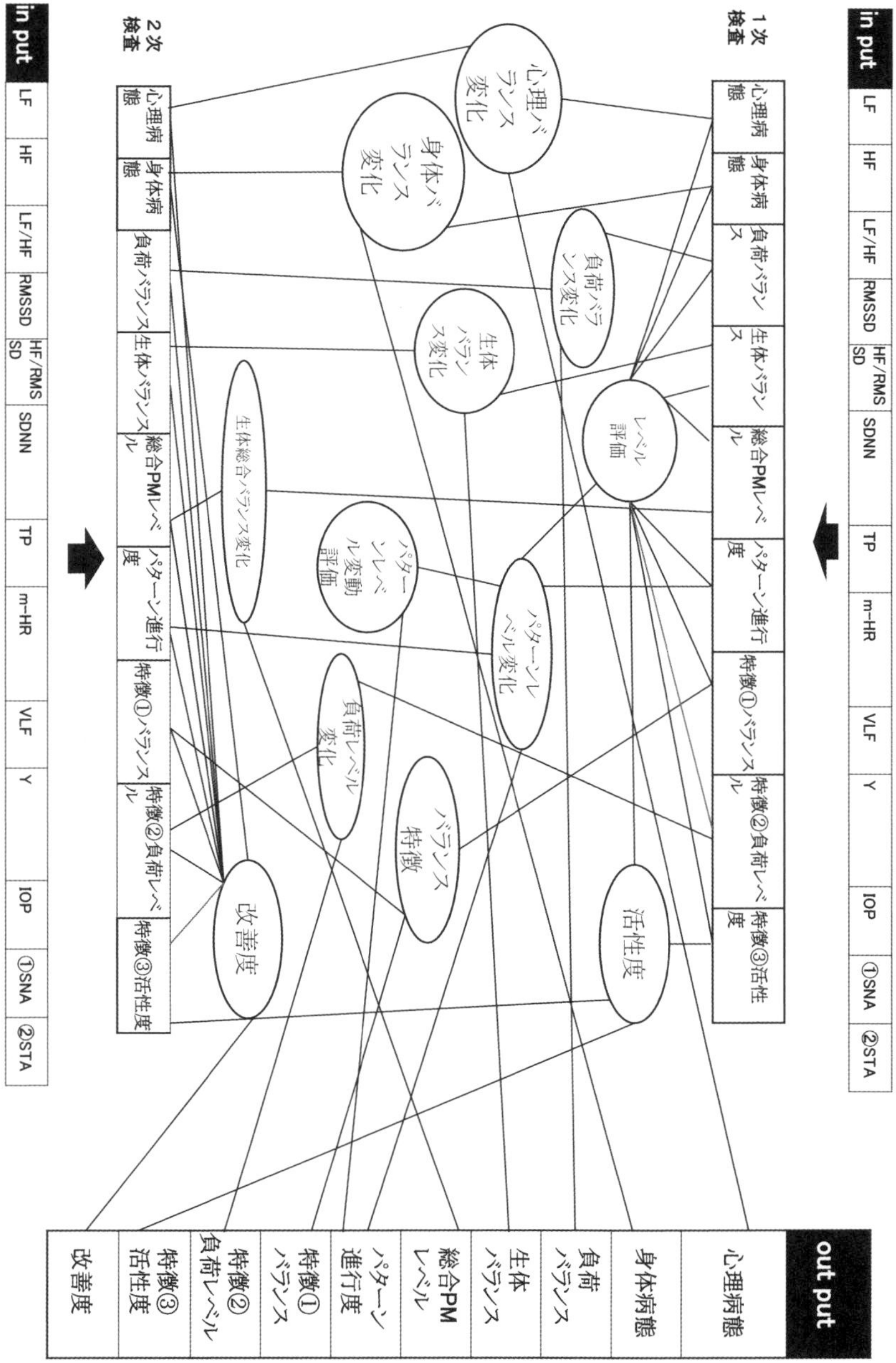

図43. ２次検査におけるディープラーニング

「問診なし、2次検査」の場合

③ 入力画面

検査		結果	
分類	項目	1次	2次
心拍変動分析	LF	45.155	75.167
	HF	3.405	8.475
	LF/HF	13.262	8.869
	RMSSD	7.97	7.505
	HF/RMSSD	0.4272	1.1292
	SDNN	20.366	21.636
	TP	463.02	221.737
	m-HR	100	77
	VLF	414.46	138.096
	Y	74	75
眼圧	IOP	20.5	14

AI →

③ 出力画面

分類	改善度	状態評価
④生体バランス	不変	生体に対する負荷の強さは不変 負荷のレベルに変化無し 生体の負荷バランスに変化無し 全局両側パターンは不変
⑤総合レベル	不変	生体の進行レベルに変化はない 生体の流動性に変化無し
⑥パターン進行度	不変 良好 不変	パターン・レベルに変化無し パターン変動レベルは改善 生体の連動性に変化無し
⑦特徴:バランス	改善 不変 負荷減少 不変	総合的活動性バランスは改善している 生体の活動レベルに変化無し 生体負荷は減少 活性レベルに変化無し
⑧特徴:負荷レベル	改善	易進行性は改善している
⑨特徴:活性度	活性	活性化することで変化が生じている
⑩改善度	改善	パラメータのパターン・レベルは改善している 生体変化速度を示す変動平均は改善している 総合的改善度は改善している

図 44. AI を使用した健康状態の評価［例 3］

④入力画面

「問診あり、2次検査」の場合

④出力画面

分類	項目	結果 1次	結果 2次
心拍変動分析	LF	13.97	7.67
	HF	26.097	20.311
	LF/HF	0.535	0.378
	RMSSD	6.895	6.979
	HF/RMSSD		
	SDNN	12.785	10.172
	TP	178.945	64.791
	m-HR	83	82
	VLF	138.878	36.809
	Y	74	75
眼圧	IOP	24.5	16
問診	①SNA	A別図	P別図
	②STA	A別図	P別図

設問	A A①	A A②	P P①	P P②
1				
2		○		○
3		○	○	○
4		○	○	
5	○	○		○
6	○			
7		○		○
8		○		
9				
10	○	○	○	○
11	○	○	○	○
12	○	○		○
13	○		○	
14		○	○	○
15				
16		○		○
17	○		○	
18		○	○	
19	○	○	○	○
20	○		○	
21		○	○	○
22		○	○	○
23	○	○	○	○
24	○	○		○
25		○		○
26		○		○
27		○	○	○
28		○		
29	○	○		○
30	○	○	○	○
31	○			

AI

分類	項目	評価	コメント
問診	問診スコア①	不変	精神的心理状態は不変
	問診レベル②	改善	身体的心理状態は改善している
HRV検査	HRV1	不変	全身負荷は変化無し
	HRV2	悪化	局所負荷は増大している
	GRM	悪化	総合的負荷は増大している
精神心理	9分類	不変	精神的心理ﾊﾞﾗﾝｽ･ﾚﾍﾞﾙは変化なし
	矛盾	なし	精神心理状態に矛盾なし
身体心理	9分類	不変	身体的心理ﾊﾞﾗﾝｽ･ﾚﾍﾞﾙは変化なし
	矛盾	なし	身体心理状態に矛盾はない
心理ﾊﾞﾗﾝｽ	9分類	不変	精神・身体的心理バランスは変化なし
	矛盾	なし	精神・身体心理ﾊﾞﾗﾝｽに矛盾なし
生体ﾊﾞﾗﾝｽ	生体区分（1～9）	不変	生体に対する負荷は変化なし
	C、D区分	不変	生体の適正度は変わらない
	ﾊﾞﾗﾝｽ負荷ﾚﾍﾞﾙ	不変	生体の負荷バランスは変化なし
	全＜局＜両	不変	全局両性パターンは変化なし
流動性	レベル（1～10）	不変	生体の進行ﾚﾍﾞﾙに変化はない
	流動性	不変	生体の流動性に変化無し
連動性	ﾚﾍﾞﾙA･C（1-3）	不変	ﾊﾟﾀｰﾝ･ﾚﾍﾞﾙに変化無し
	ﾚﾍﾞﾙB･D（1-3）	改善	ﾊﾟﾀｰﾝ変動ﾚﾍﾞﾙは改善
	連動性（１～９）	不変	生体の連動性に変化無し
活動性負荷反応	総合評価（1～6）ﾊﾟﾀｰﾝ	不変	総合活動性ﾊﾞﾗﾝｽは変わりない
	活動	不変	生体の活動レベルに変化無し
	負荷	不変	生体にかかる負荷は不変
	活性レベル	不変	活性レベルに変化無し
体質	レベル（1～7）	悪化	易進行性はさらに進行している
活性度	活動変化レベル	総合	
	（M+T）/2	活性	活性化することで変化が生じている
改善度	2ﾊﾟ変化差	悪化	ﾊﾟﾗﾒｰﾀのﾊﾟﾀｰﾝ･ﾚﾍﾞﾙは悪化している
	変動平均	改善	生体変化速度を示す変動平均は改善している
	改善度	改善	総合的改善度は改善している

図 45. AI を使用した健康状態再評価［例 4］

四、AI検査システム開発までの研究の流れ

(1)ストレス負荷により家兎の眼圧は上昇する
(2)LF／HFによるストレス評価の試み
(3)緑内障でLF／HFは有意に上昇している
(4)星状神経節照射でストレス負荷は改善する
(5)星状神経節照射で緑内障は改善する
(6)緑内障の進行度はGRMと相関する
(7)眼精疲労はARMと相関する
(8)緑内障と眼精疲労のリスクファクターであり共通するHRV1は疾患進行リスクと相関する
(9)ストレス関連疾患は、共通進行リスクファクターHRV1を含む
(10)AIの deep learning により、パラメータに関連するすべての結果の自動描出化に成功
(11)AIの結果に基づいて、食材の選択、生活習慣の評価、ヘルスケアの選択、それらの効果判定が可能である。

これら一連の研究は、すべて〝ストレス〟の病態解明の糸口になっている。ストレスを克服するには、ストレスを愛し、実態を十分把握する必要がある。

五、ＡＩ検査システムの実用化に向けて

①配布する情報提供物

実際には、図46のような、６ページの小冊子を〝検査結果証〟として、被検者に手渡している。再検査時の評価は、幾分異なるが同様の小冊子を〝検査結果証〟として、被検者に手渡している。

図46は、表紙とヘルスケアの理念と目的を記したものである。

図47は、検査結果と、コメントである。これらは自動描出される。

図48は、コメントをまとめ、今後の方針を示したものである。自動描出される。

②当院の取り組み

当院は、２００２年４月25日に開業しました。専門は眼科ですが、長年の医療現場からみた知見を活かし、現在は眼科の立場から予防医療の分野にも関心を持っています。目は非常に多くのことを教えてくれます。体の中で血管を直接観察できる臓器は目だけです。体の変化は目に現れ易いとも言えます。そうした中で、目の生体的変化が体の深部における生体的変化を間接的に表現していることに気づき、長年臨床的に調査してきました。調べた限りでは、この度扱っている幾つかの原理を組み合わせた知見は世界初の発見です。

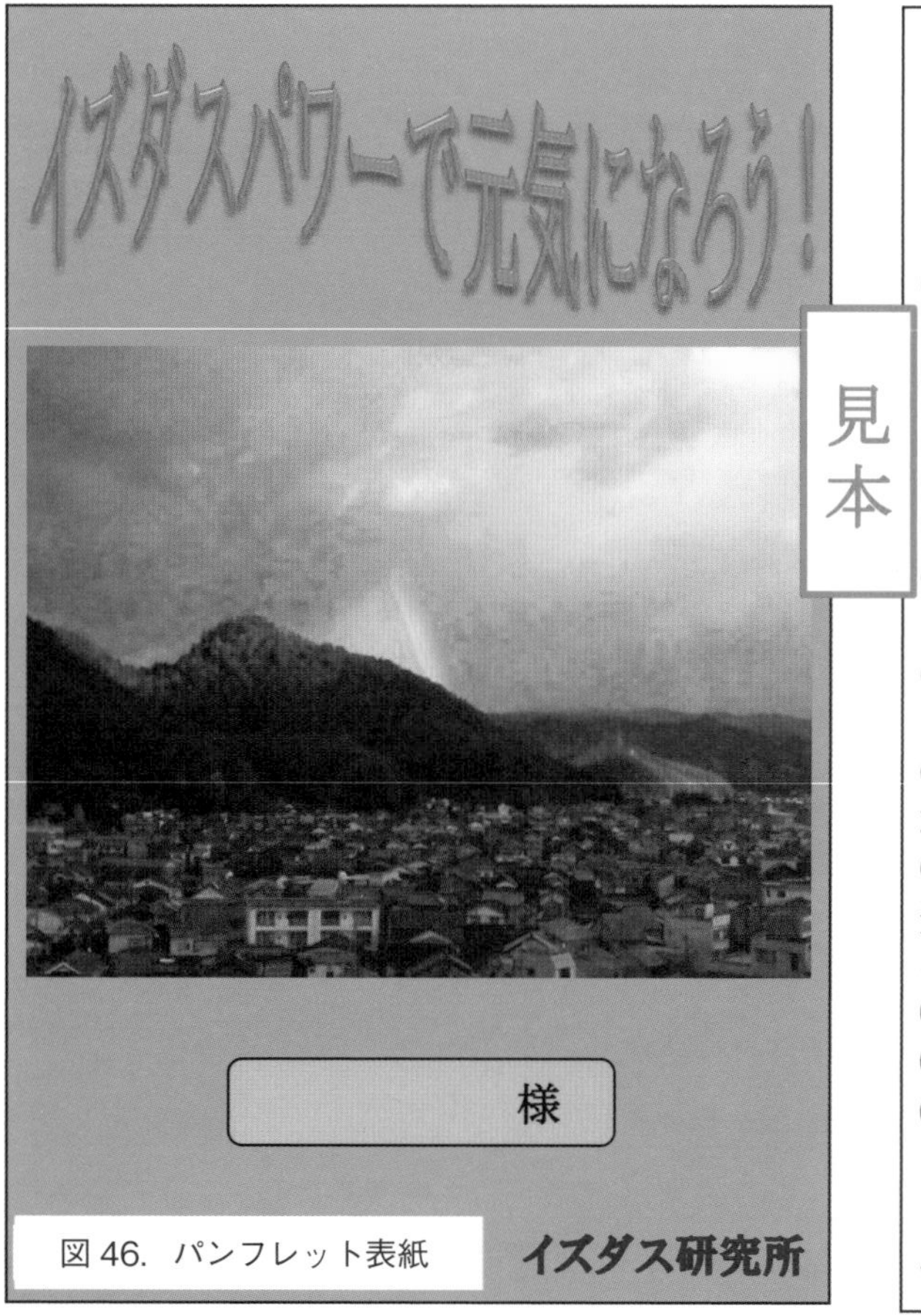

図46. パンフレット表紙

資料1

理　念

予防医療により健康寿命を伸ばすことを目標とする。

検査の目的

①生理的身体変化を心理的に正しく捉えているかどうか明らかにすること
②精神由来の心理が、生理的身体変化とどの程度相関しているか明らかにすること
③身体由来の心理と精神由来の心理のバランスを明らかにすること
④「全身の状態レベル」と「末梢の状態レベル」のバランスを明らかにすること
⑤生体にかかっている負荷の強さのレベルが基準に比較してどの程度かを明らかにすること
⑥生体反応の流動性と連動性が保たれているかどうかを明らかにすること
⑦各個人において、生体活動が適正か、負荷は適正か、活動は抑制または活性的であるかを明らかにすること
⑧悪化し易い体質なのか明らかにすること
⑨変化時の抑制・活性どちらか明確にすること
⑩トータル的には、基準値に比較し、良好、不良、ボーダーなのかを明らかにすること

以上の結果に基づき予防医療を実現する。

資料2

分類	項目	評価	コメント
問診	問診スコア①	悪化	精神的心理状態は悪化している
	問診レベル②	改善	身体的心理状態は改善している
HRV 検査	HRV1	不変	全身負荷は変化無し
	HRV2	悪化	局所負荷は増大している
	GRM	悪化	総合的負荷は増大している
精神心理	9分類	不変	精神的心理ﾊﾞﾗﾝｽ･ﾚﾍﾞﾙは変化なし
	矛盾	なし	精神心理状態に矛盾なし
身体心理	9分類	不変	身体的心理ﾊﾞﾗﾝｽ･ﾚﾍﾞﾙは変化なし
	矛盾	なし	身体心理状態に矛盾はない
心理ﾊﾞﾗﾝｽ	9分類	不変	精神・身体的心理バランスは変化なし
	矛盾	なし	精神・身体心理ﾊﾞﾗﾝｽに矛盾なし
生体ﾊﾞﾗﾝｽ	生体区分（１～９）	不変	生体に対する負荷は変化なし
	C、D区分	不変	生体の適正度は変わらない
	ﾊﾞﾗﾝｽ負荷ﾚﾍﾞﾙ	不変	生体の負荷バランスは変化なし
	全＜局＜両	不変	全局両性パターンは変化なし
流動性	レベル(1～10)	不変	生体の進行ﾚﾍﾞﾙに変化はない
	流動性	不変	生体の流動性に変化無し
連動性	ﾚﾍﾞﾙA･C(1-3)	不変	ﾊﾟﾀｰﾝ･ﾚﾍﾞﾙに変化無し
	ﾚﾍﾞﾙB･D(1-3)	悪化	ﾊﾟﾀｰﾝ変動ﾚﾍﾞﾙは進行
	連動性（１～９）	不変	生体の連動性に変化無し
活動性 負荷荷反応	総合評価（1～6）ﾊﾟﾀｰﾝ	不変	総合活動性ﾊﾞﾗﾝｽは変わりない
	活動	不変	生体の活動レベルに変化無し
	負荷	不変	生体にかかる負荷は不変
	活性レベル	不変	活性レベルに変化無し
体質	レベル(1～7)	悪化	易進行性はさらに進行している
活性度	活動変化レベル (M+T)/2	総合 抑制	どちらでもない
改善度	2パ変化差	悪化	ﾊﾟﾗﾒｰﾀのﾊﾟﾀｰﾝ･ﾚﾍﾞﾙは悪化している
	変動平均	悪化	生体変化速度を示す変動平均は悪化している
	改善度	悪化	総合的改善度は悪化している

評価項目	
①精神的心理状態はどうなったか？ ②現在はどのような精神的心理状態か？	悪化 精神
③身体的心理状態はどうなったか？ ④現在はどのような身体的心理状態か？	改善 身体的心理状態に負荷なし
⑤精神・身体的心理バランスはどうなったか？ ⑥現在の精神・身体的心理バランスはどうか？	不変 精神的・身体的心理負荷あり
⑦負荷はどう変化したか？ ⑧現在の負荷はどうか？	悪化 生体負荷あり
⑨負荷の主体のバランスに変化ないか？ ⑩現在の負荷の主体はどこか？	不変 局所性
生体の流動性はどうなったか？ 生体の流動性は現在どうか？	生体の流動性は不変 生体の流動性は低下
生体の連動性はどうなったか？ 生体の連動性は現在どうか？	不変 生体の連動性は良好
総合的活動性はどうなったか？ 現在の総合的活動性はどうか？	不変 負荷反応強い
活動レベルはどうなったか？ 現在の活動レベルはどうか？	不変 活動ﾚﾍﾞﾙは高い
生体にかかる負荷はどうなったか？ 現在の生体にかかる負荷はどうか？	不変 生体にかかる負荷は強い
21)生体の活性レベルはどうなったか？ 22)現在の生体の活性レベルはどうか？	不変 活性ﾚﾍﾞﾙは高い
23)体質はどうなったか？ 24)現在の体質はどうか？	悪化 体質は不良
25)新たな状態は、どのような状態変化からもたされたか？	抑制
26)状態パターンはどう変化したか？ 27)現在の状態パターンはどうか？	悪化 状態ﾊﾟﾀｰﾝは不良
28)状態の変動パターンはどう変化したか？	悪化
29)総合的にはどう変化したか？	悪化

表の見方（この表は、2度実施した、結果の前後比較評価と、再検時の状態評価を示す。）

・ボーダーより少しでも、オーバーしていれば異常として明示している。異常の程度は示していない。
・個々の評価は、基準値または前後で比較してどうであるかを示す。
・状態パターンとは、生体の安定した状態時における、適正なパターンと比較してどうかを示す。
・変動パターンとは、生体の状態が変化する場合の適正な変化と比較してどうかを示す。

コメント

・この結果は現時点でのあなたの生体環境がどのようなものかを示してます。
・加齢による変化や体調の変化で結果は、改善することもあれば、悪化することもあります。
・再検査により、状態の変化がわかります。定期的な健康チェックや、健康活動の成果を確認するために使用されることをお勧めします。

見本

注）60代、女性

図 47．パンフレット（結果）

自動

ヘルスケアの選択

適したヘルスケアの方法と手段の選択は、生理学的検査による、生体のバランス、負荷レベル、流動性、連動性、生体活動性予備力、負荷反応、体の性質に基づき、心理状態を参考にして行っています。

1）ヘルスケアの方法

ヘルスケアの方法として、①セット法 ②補助療法 ③副交感神経優位誘導法 ④ダイエット ⑤点眼薬 ⑥内服・点滴 ⑦その他の療法 ⑨外的 要因（活性酸素を生じさせる）の除去、などがあります。

身体・精神心理は改善しているが、精神・身体心理バランスに矛盾がある。局所性負荷は増大、主体は全身性である。連動性は変化ない、流動性も変化無い。。総合的活動性は不変。負荷は変化無い。
活動・活性レベルは変化ない状態である。総合的に悪化している。

2）ヘルスケアの手段

睡眠、食事療法、運動療法、眼疾患（中枢）、眼疾患

（末梢）、全身的生体負荷改善、局所的生体負荷改善

・食材は選択肢の中から好きな物を選び、最少でも1日1回は必ず食事に含めて下さい。

今後の方針

抑制することで悪化しているので、負荷を減らし、徐々に活動を上昇させ、活動レベルを高める必要がある。そのため、適度な運動、代謝を促進する食生活が良い。

代謝機能、消化機能、脳活動、免疫応答、運動機能

・ヘルスケア実施後1ヶ月以上経過した場合、再検査を受けてください。
・ヘルスケア効果の評価が可能です。結果により、継続または方法・手段の変更や修正が的確にできます。・生活習慣病に気を付けてください。

（注）検査結果は、必ずしも予測通りになるというものではありません。あくまでも、生体がそうした状態にあることを示したものです。ヘルスケアによりこの状態を変えることも可能です。

見本

資料3

—身体・精神由来の心理と身体の状態に関

①あなたは、生理的な身体変化を心理的に正しく捉えていると思いますか？・・・（はい、いいえ）

②あなたは、御自分の精神的由来の心理が、生理的身体変化と相関していることを認識できますか？・・・（はい、いいえ）

③身体由来の心理と精神由来の心理のバランスはよく保たれているとお考えですか？・・・（はい、いいえ）

④「全身の状態レベル」と「末梢の状態レベル」のバランスはうまく行っているとお考えですか？・・・（はい、いいえ）

⑤生体にかかっている負荷の強さのレベルが一般に比較して高いと思われますか？・・・（はい、いいえ）

⑥生体反応の連動性が保たれていると思われますか？
・・・（はい、いいえ）

⑦あなたの生体活動は適正ですか？（はい、いいえ），負荷は適正ですか？（はい、いいえ），自己の生体は抑制または活性的のどちらですか？・・・（抑制的、活性的）

⑧悪化し易い体質ですか？・・・（はい、いいえ）

⑨行動時に生体が抑制・活性どちらに反応しているかを感受できますか？・・・（はい、いいえ）

⑩トータル的には、一般と比較してどちらですか？・・・（適正、良好、不良）

貴重な回答ありがとうございます。検査ではこれらにAIがお答えしています。

図 48. パンフレット（今後の治療方針）

六、どのような社会的貢献になるのか？

①どのようにして社会的貢献ができるのか？

〝人間１００歳時代〟の到来を望む声は多い。しかし、〝１００歳〟は、健康寿命である必要がある。健康であるためには、予防医療を欠かすことはできない。私の開発した健康管理システムはＡＩを使用している。そして、ＡＩ無くしては完成できなかったシステムです。予防医療の１つとして〝ＡＩを使用した検査システム〟ばかりでなく、〝食材・サプリメントの選択やヘルスケアの選択〟を提案できます。

毎年健康診断を受け、異常はないはずなのに、なんとなく元気がでなかったり、食欲が無かったり、頭痛やめまい、目の疲れ、意欲の低下、手足のしびれ感などと言った不定愁訴《しゅうそ》症状があるが、どうして良いか分からないので我慢している。これは、体の異変を知らせるサインかも知れません。また、気になる症状は今のところないが、「人生百年時代」を生き抜くため、将来病気にかからないか不安である人にとても、できるだけ早期に病態を明らかにして不安を取り除いておいた方が良いでしょう。気持ちは、若いつもりであっても、「若かった頃のように体がうまく動かない。」という経験は中年を過ぎると多くの人が経験することです。こうした問題は、〝悩み相談〟では解決しない。生体が生理的異変を起こしている。〝心理的〟な側面も重要ですが、〝生理的〟側面も重要です。科学的根拠をもったアプローチとして、自律神経を介した生理的側面から病態を捉えるための１つの検査システムを開発したので、この手段を通して社会的貢献を考えている。

②ヘルスケアシステムの活用を通して社会的貢献を行っている

以下の、３つの観点を重視している。

（ｉ）長寿に貢献する方法であること

健康長寿の為、予防医療（生活習慣の改善）の実践、ヘルスケア（サプリメント、健康管理）の充実、個々に応じた新しい予防法・健康法の発見と開発（個人に応じた食材の選択組み合わせなど）。

（ii）可能な範囲で費用は低額であること

高額なヘルスケアでは、長期継続は難しい。低額で効果のある予防医療の実現を目標とする。さらに、有効なヘルスケアの実施、利用し易い新しい予防法・健康法の発見・開発（長期活用が可能で、身近に存在する手法の工夫）。

（iii）健康寿命を延ばす活動を応援する。ストレスが無くなれば、健康な人が増え、創造性が豊かで、生きがいの持てる、明るく住み易い社会になる。健康長寿が延び、異なる想像力が社会の新しいエネルギーを生み出すことになる。

③ストレス負荷をなくし、住み易い社会を築くための心がけ

（ⅰ）まずストレスを感動するほど愛することから始めよう。

（ⅱ）ストレスを忌み嫌い逃げるのではなく、目の前のストレスばかりでなく、蓄積したストレスを撃退する心を持とう。

（ⅲ）ストレスという大敵を撃退した時には、〝長寿〟という大きな褒美をもらおう。

（ⅳ）長寿の〝ご褒美〟の輪を拡げて楽しもう。

（ⅴ）多くのヘルスケアには、生体を色々な角度から改善する要素が潜んでいることを理解しよう。

（ⅵ）きめ細かい検査で、ストレスを少しでも減らし、小さな改善を大切にしよう。小さな改善も、積み重ねれば大きな改善に繋がる。わずかなストレスを減らすことでも確認できれば大きな喜びに繋がることを知ろう。わずかな改善でもあれば、期待が持てることになり、大きな励みとなる。

（ⅶ）ストレスの無い世界は、住みよい世界であることを思い出そう。

（ⅷ）ストレスは増え続ける。ストレスで困っている人は、後を絶たない。減らす努力を続けなければ増えて行く。多くの人を救うため立ち上がろう。

（ⅸ）ストレス発散を目的として、ヘルスケアを始める人は多い。そうした人を支援しよう。

（ⅹ）混沌として、生活を脅かすストレスの実態を明らかにして、全くどう対処してよいか分からなかった大敵を情熱で撃退し、すっきりした気持ちになろう。ストレスに対し、気に入った効果のある方法が見つかると、目標ができ、それに打ち込める。さらに、別に有効な方法を見つける楽しみも出てくる。

第6章　できることから始めよう！

ストレスの存在を確認できたら、まず身近で、できることから改善しよう。毎日のことである、食生活、生活習慣を見直そう。

一、健康的食生活

食事の選択は生体の健康維持のため重要である。ヘルスケアを有効にするための飲食物の選択方法を以下に示す。

［適度に取り入れた方が良い飲食物］

○ショウガ、ニンニク、唐辛子、玉ネギ、酢、蜂蜜、根菜類：血流改善または抗凝固作用があり体を温かくする。

○大麦、納豆、ゴボウ、ブロッコリー：水溶性食物繊維（野菜より穀物の方が水溶性が多い）は糖尿病・便秘に良い。

○納豆、漬物、ヨーグルト、みそ、醤油、非加熱チーズ：発酵食品、プレバイオとして腸で働かせる誘導作用がある。
○梅干し、長ネギ、セロリ：酸味・苦味・辛味が多い食べ物で、唾液の分泌を促す。
○納豆、春菊（ゆで）、モロヘイヤ（ゆで）：ビタミンＫは血管保護作用があり、骨の健康、免疫維持に有用である。
○魚、あんこうのきも、しらす干、いわし、太陽光（紫外線）：ビタミンＤは骨の健康維持、免疫維持、糖尿病予防、子供の自閉症予防にもなる。ビタミンＤは太陽光により皮膚でも産生される。食餌のみでの摂取では不足し易い。
○水溶性食物繊維、オリゴ糖（大豆）、アラビノキシラン（小麦）、オーツ麦、アーモンド、アボカド、シイタケ：腸の健康維持に不可欠（ＭＡＣ）である。以上は、水溶性食物繊維も含むが不溶性が多い。
○カカオ（ココア）：ココアポリフェノールは炭水化物の吸収を抑制し、プレバイオ（水溶性食物繊維）として腸で働かせる誘導作用がある。プレバイオ摂取が多いほど、骨カルシウム量が多くなる。
○ブロッコリー、食物繊維（野菜、キノコ、海藻、玄米）：デトックスパワーがある。

［過剰摂取に注意する飲食物］

○コーヒー（カフェイン）：中枢神経興奮、脳血流量減少。散瞳《さんどう》。少量（カップ２杯以内）では、眠気・疲労感を除き、仕事の能率がよくなるが、３杯以上になると神経過敏、震え、頭痛が生じやすく精密な仕事には支障となる。
○塩分：血圧を上昇させる。
○冷たい物：自律神経のバランスを悪化させる（暑い時の「冷たい物」はバランスを修正するのに良い）。
○肉食中心：肉に含まれるレシチンからできるL－カルニチンが腸内細菌と働き、動脈硬化リスクを高める。
○蛋白質・脂質過剰の食事：腸のバリアを破壊させるアンモニアなどの物質発生する。
○抗生物質、胃薬、下剤、ビール、コーヒー：腸内細菌叢の多様性を低下させる。
（注）ゴボウは水溶性も多い。野菜は不溶性が多いが水溶性も含む。大麦、納豆は水溶性食物繊維が多い、だけでなく不溶性も多い。

二、健康的生活習慣

◎食事はよくかんで食べる。

消化不良による吸収障害、胃の負担、インスリンの急上昇を防ぐ。脳の活用、唾液の分泌を促す。

◎体を必要以上に冷やさないようにする。

サウナに入っている人は、認知症になる人が少ない。冷えると血流が悪くなる。逆に暖め過ぎも良くない。体温調節能を低下させ体調不良にさせるので、高温環境下や運動後の体表面温度上昇時は手のひらを冷やすと良い。

◎あせらず落ち着いて行動する。

あわてた後は、呼気を長くした呼吸をして気を落ち着かせる。あせると自律神経のバランスが不安定になる。早めに回復させた方が良い。

◎病気をしない程度に体を休める。

疲労が蓄積すると免疫力が落ち、病気になり易くなる。抗疲労にはイミダゾールペプチド（鶏肉に多い）が良い。

◎睡眠不足に気を付け睡眠をしっかり取る。

睡眠不足は疲労を蓄積させ免疫力を低下させる。回復力も低下させる。

◎血のめぐりが良くなるものを食べる。

納豆は血流を改善する。納豆はビタミンK豊富で、ビタミンKは血管保護作用があり、骨の健康、免疫維持にも有用である。

◎消化のいい「でんぷん：穀物、ジャガイモ〈多糖類〉」ばかりでなく、「難消化性でんぷん：大麦、納豆」も食べるようにする。

栄養素糖（でんぷん、ぶどう糖、果糖、乳糖）の吸収は小腸で吸収されるため消化が良い方が良い。他方、大腸に届くには消化吸収がされ難いもの（オリゴ糖、難消化性でんぷん食物繊維、イヌリン、β‐グルカン、ペクチン）が良い。腸健康維持に不可欠は、難消化性&発酵性の炭水化物（水溶性食物繊維、オリゴ糖、難消化性でんぷんなど）。

◎座った時は、背筋をしっかり伸ばして、姿勢を正しくする。

脊椎の走行が曲折していると脊椎管より分布する末梢神経に悪影響が出やすくなる。

◎同じ姿勢でじっとせず、ときどき体を動かすようにする。

じっとしている時間を適度に短くすることで、精神的に気持ちを明るくさせる。有酸素運動をし易くさせ、持久力がアップし、病気にかかりにくくする。

◎「遠くの景色を見る」ことを日常生活に取り入れる。

輻輳の安静位は遠方視時、調節力を刺激し、過剰調節状態からの回復を促す。外での活動は近視の進行を抑制する。

◎リフレッシュと気晴らしを時々行い、体をリセットする。

一日1回良かったことを思い出す。一日1回はハッピーな言葉を口にすることは自分自身を気持ちよくさせ、気分の切り替えに良い。栄養不良などには注意して、月1～4回程度のプチ断食やカロリー制限、非日常的事象は、体のリセット力を高める。

（注）実施していない該当数が7個以下の人は改善が望ましい。

三、ヘルスケアに対する検査データの活用

（1）ヘルスケアの選択（データに基づく選択が可能であるが、任意の選択も可能である）

①リセット法
・睡眠、瞑想、転地療養
・気分転換（服装の変化、表現言葉の変化、ゲーム、ドライブ、楽しい会話）
②補助療法
・サプリメント、食事療法（健康飲料、健康食）、その他の抗酸化物質
・運動療法（軽い歩行、水泳、ジョギング、ヨガ、ダンス、ストレッチ、体操）
③副交感神経優位誘導法
・副交感神経優位誘導のための生活習慣、食生活
④ダイエットによる体重〈ＢＭＩ〉減少（眼圧低下、ＩＯＰ改善の場合は良い）
⑤点眼薬
⑥内服・点滴
⑦その他の療法（コミュニケーション、映画・音楽鑑賞、アロマテラピーなど）
⑧その他の健康増進法など
⑨活性酸素を生じさせる外的要因（紫外線、たばこ、化学物質など）の除去
（注）前記のすべてが〝常に良い選択法〟になるとは限らず、採用方法によっては減弱効果になることもある。

四、ストレスの将来像

1．ストレスは、恐らく無くなることはない。極端に言えばロボットでもストレスは発生するであろう。

2．ストレスの功罪は、年代、性別、地域、職業、家庭、様々な場所で　微妙に異なる可能性がある。これらを一様に論じることは、現状ではできない。

3．ストレスを論じるには、共通概念で論じなければ、身勝手な理論になる。ストレスの標準的評価が必要である。
それぞれのストレスは標準に比較してどうかということで評価する必要がある。

4．ストレスと戦うのではなく、発病・病状増悪のリスクファクターを減ずるために戦う必要がある。

5．この装置の現状での検出率は94％程度と考えている。この場合の検出率とは、〝異常かどうか〟ではなく、〝進行が速い背景〟をどの程度有するかを意味する。

【付録】

（付録１：参考文献）

ストレスの概念は、主に日本臨床眼科学会、日本眼循環学会、日本抗加齢学会で口演した内容に基づいている。

臨床的応用では、特許提出用文献、長年の臨床経験、等に基づいている。

以下の特許を取得している。（３）～（６）に参考文献を示す。

（１）特許第６４８９７０７号「緑内障のリスクレベルの判定補助方法、緑内障のリスクレベルを判定するための判定装置および判定プログラム」平成31年3月8日（March 8. 2019）

（２）特許第６５０９９３９号「眼精疲労の判定補助方法、眼精疲労を判定するための判定装置および判定プログラム」平成31年4月12日（April 12. 2019）

（３）「緑内障に対する星状神経節照射の評価」宮崎義則著「あたらしい眼科 Vol.22.No.5」メディカル葵出版編、２００５年

（４）Yoshinori Miyazaki et, Immobilization Stress Induces Elevation of Intraocular Pressure in Rabbits, Ophthalmic Res;32:270-277, 2000.

食材・サプリメントに関しては以下を参考にした。

（5）『革命アンチエイジング：若々しく美しく元気に生きる―米国アンチエイジング医学会公認の完全ガイド』ロナルド・クラッツ、ロバート・ゴールドマン著、岩本俊彦 監訳、西村書店、東京出版編集部、初版第1刷発行、2010年
（6）『サプリメント事典・第3版』蒲原聖可著、株式会社平凡社、2010年

（付録2：図の説明）

図1．様々なストレス因子が生体に働き、活性酸素を発生させる。過剰になると酸化ストレス負荷を増大させ、細胞のアポトーシスや細胞死を生じさせ、緑内障の発生や進行に関与することを示したストレス関連図である。

図2．様々な外的要因により、活性酸素が発生し、細胞内で酸化ストレスが生じる。細胞内では、活性酸素と抗酸化物質が酸化反応を生じながらバランスを取っている。活性酸素が多くなると、組織損傷が生じ、細胞死やアポトーシスが生じ、生活習慣病などが発症する。

図3．生体における自律神経は交感神経と副交感神経からなり、対になってあらゆる臓器に分布している。中枢と末梢の連絡を行っている。中枢からの信号は、自律神経を介して心臓の心房に伝達されている。その信号は、心電図より計測できる。同様の信号は眼球にも届いている。心拍変動のシグナルは分析され交感神経と副交感神経の情報を知らせてくれる。この情報は指尖脈波からも得られる。このシグナルは疾患の進行に関与している。

図4．1時間の拘束負荷後の眼圧経過と、拘束負荷なしでの眼圧経過を比較したものである。★は有意差を示す。拘束負荷で眼圧が上昇している。

図5．1時間の拘束負荷の後、5分間の水負荷を行った場合と、水負荷のみの場合で、眼圧経過を見たものである。★は有意差を示す。拘束負荷で眼圧が上昇している。

図6．種々の負荷後の眼圧変化と、拘束負荷後のストレスホルモン（コルチゾール）濃度の推移で時間を一致させて比較したものである。0分時の補正値で高値から、拘束＋水負荷、水負荷のみ、ホルモン、拘束負荷のみ、負荷なしである。コルチゾールは補正値。

図7．2時間の眼圧の変動幅比較である。順に、コントロール、拘束のみ、水負荷のみ、拘束＋水負荷、日内変動を示す。

図8．星状神経節（自律神経の通る神経節で、ここから眼球にも自律神経節後線維が伸びている）。近赤外線照射前後のサーモグラフィーである。照射後で顔表面温度の上昇が見られる。

図9．星状神経節近赤外線照射により、眼精疲労、黄斑疾患、緑内障では交感神経負荷は減少し、正常例が増えている。ＬＦ／ＨＦの正常率を示す。

図10．緑内障疾患の進行速度を評価する方法としてＭＤスロープがある。これは、数値化した視野の進行度の変化を経時的に示したものである。図は実際の症例で、進行している。

図11．ＭＤスロープとＧＲＭ（自律神経を介して心臓に伝わる信号を解析処理して得られた1つのパラメータ：特許あり）の相関関係をグラフで示したものであり、相関が認められる。Ｍ

Dスロープに対応するGRMの相関性を示す相関係数は、0・513、p＝0・0032で有意に相関が見られる。

図12．急激に発症した緑内障（時に見られる現象）において、発症時、治療後、平時、における7つのパラメータ（GRMはこれらの合成からなる）の変化を示す。連動した変化が見られる。

図13．緑内障に関する特許証を示す。

図14．眼精疲労に関する特許証を示す。

図15．自律神経の交感神経にLF、副交感神経にHFが相当している。自律神経パワーの分布図を示す。LF（10～325）、HF（30～550）を適正値としている。

図16．適正値と適正外値間を変動する場合、交感神経と副交感神経のバランスで成り立っている。分割されたエリアでは適正内、交感神経優位、副交感神経優位エリアなどがあり、その置かれた状況における眼疾患例を示す。↓印は、改善させるための望ましい方向を示す。

図17．眼精疲労、黄斑変性、緑内障に対して星状神経節近赤外線照射した場合の、自律神経機能負荷軽減レベル（平均値の変化）を示す。LF／HF∨2・0を異常とする。

図18．緑内障、白内障、黄斑疾患、糖尿病における高負荷の占める割合（LF／HF∨2・0を高負荷とした）を示す。

図19．緑内障の中では、パラメータが適正内値（U）である場合、負荷が少ない。適正外値（G

1、G2）の場合に高負荷が多くなっている。

図20. 視野異常例（左眼）の長期経過を示す。約30か月間の経過観察である。左上が開始、右下へ経過して行く。黒い部分は異常、黒い部分が徐々に少なくなっている。改善している。

図21. 図20の各視野を数値化したMD値の経時的変化を示す。改善している。

図22. 図20の例の右眼を示す。同様に改善している。

図23. 図21と同様に図22の視野をMD値で数値化した経時的変化である。改善している。

図24. 通常治療での緑内障の一般的な経時的変化をMDスロープ図で示す。悪化している。

図25. MDスロープ値は、30か月程度で安定する。視野回数と計測期間の影響を受けるので、本例では5回測定以上、かつ36か月以上の観察を条件で採用している。個々の視野自体にも、固視状態、偽陽性・偽陰性の排除の条件を満たす必要がある。横軸は月数を示す。

図26. 眼精疲労パラメータと問診スコアの相関を示す。ARMは輻輳速度とHRV1の合成パラメータである。優位な相関を示している。

図27. 精神負荷に関する問診スコアと生体活動負荷レベルを示すパラメータのバランスを示す。図の基準線で仕切られた4分画の、「右上は異常、左下は適正、左上は精神心理優位の矛盾、右下は生体活動負荷優位の矛盾」を意味する。

図28. 身体負荷に関する問診スコアと生体活動負荷レベルを示すパラメータのバランスを示す。図の基準線で仕切られた4分画の、「右上は異常、左下は適正、左上は身体心理優位の矛盾、

右下は生体活動負荷優位の矛盾」を意味する。

図29．精神負荷に関する問診スコアと身体負荷に関する問診レベルを示すパラメータのバランスを示す。図の基準線で仕切られた4分画の、「右上は異常、左下は適正、左上は精神負荷優位の心理矛盾、右下は身体負荷優位の心理矛盾」を意味する。

図30．中枢負荷と末梢負荷を示すパラメータのバランスを示す。図の基準線で仕切られた4分画の、「右上は異常、左下は適正、左上は中枢優位の異常疑い、右下は末梢優位の異常疑い」を意味する。

図31．再検査時、以前の検査データと比較して、どのように精神心理バランスが変化したかを示す図である。〇が以前のデータ、●が再検時のデータである。改善している。

図32．再検査時、以前の検査データと比較して、どのように身体心理バランスが変化したかを示す図である。〇が以前のデータ、●が再検時のデータである。改善している。

図33．再検査時、以前の検査データと比較して、どのように精神心理と身体心理バランスが変化したかを示す図である。〇が以前のデータ、●が再検時のデータである。改善している。

図34．近見反応時、輻輳、縮瞳、調節を生じる。指標が一定の距離を前後に往復する時、追視により輻輳が変化する。この時の輻輳に伴う、瞳孔中心位置の経時的変化をグラフで示したものである。

図35．近見反応時、輻輳、縮瞳、調節を生じる。指標が一定の距離を前後に往復する時、追視に

より縮瞳反応で瞳孔径が変化する。この時の瞳孔径の経時的変化をグラフで示したものである。

図36．ＡＣＲＶは輻輳速度より得られるパラメータ、ＡＨＲＶ１はＨＲＶ１と同じパラメータ、ＡＲＭはＡＣＲＶとＡＨＲＶ１との合成パラメータを意味する。問診スコアは眼精疲労に関するレベル分類されたスコアを意味する。本を読む時間が長くなり、疲れが酷くなった例である。ＡＨＲＶ１以外、すべてのパラメータで悪化している。すべて基準（適正）値を超えている。

図37．合っていなかった眼鏡を更新することで、目の疲れが改善した例である。すべてのパラメータで改善している。ＡＨＲＶ１以外、基準値を下回って改善している。

図38．緑内障は自律神経の異常を伴い易い。緑内障パラメータであるＨＲＶ１とＨＲＶ２で分類し分布をみる。○は進行速度が遅い被験者、●は進行速度が速い被験者を示す。２つのグループは明らかに異なるグループに分かれていることが分かる。

図39．眼精疲労は自律神経の異常を伴い易い。眼精疲労パラメータであるＡＨＲＶ１とＡＣＲＶで分類し分布をみると、○は重症度が軽い被験者、●は重症度が重い被験者を示す。２つのグループは明らかに異なるグループに分かれていることが分かる。

図40．入力画面には、入力項目に応じた入力データ欄がある。出力画面には、出力項目に応じた出力データ欄がある。データを入力すると瞬時に出力データとコメントが描出される。この

操作にはＡＩが介在している。「問診不要・初回検査」の場合の画面を示す。

図41．入力画面には、入力項目に応じた入力データ欄（検査データ入力と①、②２つの問診結果入力）がある。出力画面には、出力項目に応じた出力データ欄（数値結果とコメント）がある。データを入力すると瞬時に出力データとコメントが描出される。この操作にはＡＩが介在している。「問診必要・初回検査」の場合の画面を示す。

図42．ＡＩの内容を示す。ディープラーニングを使用している。これらの処理を瞬時に行う。

図43．再検査時は、初回と再検時のデータを入力すると、ディープラーニングを使用して比較解析を行う。瞬時に解析データとコメントを出力できるシステムである。

図44．入力画面には、入力項目に応じた入力データ欄（初回、再検データ入力）がある。出力画面には、出力項目に応じた出力データ欄がある。データを入力すると瞬時に出力データとコメントが描出される。この操作にはＡＩが介在している。「問診不要・２次検査」の場合の画面を示す。

図45．入力画面には、入力項目に応じた入力データ欄（初回、再検時のデータと問診データを入力）がある。出力画面には、出力項目に応じた出力データ欄がある。データを入力すると瞬時に出力データとコメントが描出される。この操作にはＡＩが介在している。「問診必要・２次検査」の場合の画面を示す。

図46．実際に使用しているパンフレットの表紙の表と裏を示す。

図47: パンフレットの3、4項を示す。結果とコメントを示す。

図48: パンフレットの5、6項を示す。データの評価と今後の方針、確認事項を示す。

あとがき

ストレスについては、多くの人が自分なりに思いを馳せるところであり、私の主張は、一部の人を除き、当初はあまり歓迎されることは少なかった。その後、納得して頂ける人が徐々に増えていった。

「自分で考える人は、安全でない道を進め。そして自分にとって重要と思われることがあったら立ち上がり、何が何でも意見を述べるべきだ」はトーマス・ジョン・ワトソン（ＩＢＭ創始者）の言葉である。

また、「君たちの時間は限られている。だから他の誰かの人生を生きて時間を無駄にしてはいけない。定説にとらわれてはいけない。それは他の人たちの考え方の結果と生きていくということだ。その他大勢の意見という雑音に、自分の内なる声を溺れさせてはいけない。最も大事なことは、自分の心に、自分の直感についていく勇気を持つことだ。心や直感はすでに、あなたが本当になりたいものを知っている。それ以外は二の次だ。」これはスタンフォード大学の卒業式におけるスティーブ・ジョブズのスピーチである。

私の考える〝ストレス〟と他の人が考える〝ストレス〟はいつも平行線であった。こんな時、私は、何度もこの言葉やスピーチに励まされた。トーマス・ジョン・ワトソン、そしてスティーブ・ジョブズに深謝します。

健康長寿の過程で、幾度かの節目がある。どこがどういうわけでもなく、体がスッキリしない日が続くことがある。しかし、幾日か過ぎるといつもの爽やかな風が通り過ぎることがある。体が逸脱しかけていたものが元に戻った瞬間である。このときの対処の仕方でその後の健康的生活は大きく影響を受ける場合がある。このことを事前に把握し、体を正しい方向へ誘導することができれば多くの不安を解消することができ、健康長寿へ至ることができると確信している。本書をヘルスケアの入門書のように思っていただけたら幸いです。

令和２年11月　吉日

著者

宮﨑　義則（みやざき・よしのり）

宮﨑眼科クリニック院長、眼科専門医。公益社団法人日本眼科学会。

AIによる「ヘルスケアの見える化」でストレスの実態が見えてくる

2021年6月16日　第1刷発行

著　者　宮﨑義則
発行人　大杉　剛
発行所　株式会社 風詠社
〒553-0001 大阪市福島区海老江 5-2-2
大拓ビル 5 - 7 階
Tel 06（6136）8657　https://fueisha.com/
発売元　株式会社 星雲社
（共同出版社・流通責任出版社）
〒112-0005 東京都文京区水道 1-3-30
Tel 03（3868）3275
装幀　2 DAY
印刷・製本　シナノ印刷株式会社

ISBN978-4-434-29041-1 C0047